ALTERNATIV HEILEN

Wanda Sellar besuchte die London School of Aromatherapy und ist Mitglied der International Federation of Aromatherapists. Sie arbeitet als Aromatherapeutin in London und schreibt regelmäßig Beiträge für Gesundheits- und Frauenzeitschriften.

Von Wanda Sellar ist außerdem erschienen:

Weihrauch und Myrrhe (Band 76163)

Dieses Buch wurde auf chlor- und säurefreiem Papier gedruckt.

Deutsche Erstausgabe Mai 1998
Copyright © 1998 für die deutschsprachige Ausgabe
Droemersche Verlagsanstalt Th. Knaur Nachf., München
Das Werk einschließlich aller seiner Teile ist urheberrechtlich geschützt.
Jede Verwertung außerhalb der engen Grenzen des Urheberrechtsgesetzes ist ohne
Zustimmung des Verlages unzulässig und strafbar. Das gilt insbesondere für
Vervielfältigungen, Übersetzungen, Mikroverfilmungen und die Einspeicherung
und Verarbeitung in elektronischen Systemen.
Titel der Originalausgabe »The Directory of Essential Oils«
Copyright © 1992 Wanda Sellar
Originalverlag C. W. Daniel Company Ltd., Essex, England
Umschlagillustration Susannah zu Knyphausen, München
DTP-Satz und Herstellung Barbara Rabus
Druck und Bindung Ebner Ulm
Printed in Germany
ISBN 3-426-76164-5

2 4 5 3 1

WANDA SELLAR

Aromaöle
von A–Z

Aus dem Englischen von Rita Höner

Knaur

Für Pamela

Danksagung

Mein Dank gilt der Enfield Library sowie Freunden und Kollegen, die meine Arbeit unterstützt und ermutigt haben, insbesondere Dr. Vivian Lunny, Jean Goodall, Linsay Bamfield und Christina Bennett. Auch den folgenden Firmen für ätherische Öle danke ich für ihre hilfreiche Unterstützung: Fleur Aromatherapy, Ronald Hagman Laboratories, Phoenix Products und Butterbur & Sage Ltd.

Der Herausgeber dankt den folgenden Firmen für die leihweise Überlassung der auf dem Cover abgebildeten Flaschen: Atlantic Aromatics, Bodytreats Ltd., Butterbur & Sage, London, Culpeper Ltd., Fleur Aromatherapy, Fragrant Earth Company, Ronald Hagman Ltd., Neals Yard Remedies und Tisserand Aromatherapy Products Ltd. Ein spezielles Dankeschön geht an Phoenix Products in Southall, Middlesex, für die großzügige Leihgabe der Glaswaren und der Öle.

Inhalt

Einführung 9

DIE ÄTHERISCHEN ÖLE
VON A–Z 11

Glossar 245

Mischungen 254

Ätherische Öle und Hauttyp 255

Einführung

Die Aromatherapie als Heilkunst muß heutzutage nicht mehr großartig vorgestellt werden. Also werde ich mich kurz fassen. Andere Bücher beschreiben die Anwendung der ätherischen Öle. In diesem Buch beschränke ich mich auf die Darstellung der Merkmale und versuche zu zeigen, wie die ätherischen Öle Seele und Körper und damit vielleicht auch den Geist heilen können.

Für jedes der Öle sind die relevanten Informationen in bestimmte Abschnitte unterteilt und somit übersichtlich angeordnet und schnell verfügbar. Diese Zusammenstellung kann dem Aromatherapeuten bei der Wahl geeigneter Öle für eine Behandlung helfen. Da jeder Mensch eine wunderbare Mischung individueller Eigenschaften darstellt, ist die therapeutische Wirkung der einzelnen Öle oft eher ein Versprechen denn wirklich heilend. Eine Heilung findet dann vielleicht deswegen statt, daß der Therapeut intuitiv das richtige Öl für seinen Klienten findet. Die in diesem Buch aufgeführten schweren Krankheiten sollten natürlich nur in Zusammenarbeit mit einem qualifizierten Arzt behandelt werden.

Massagen stellen eine übliche Behandlungsform der Aromatherapie dar (1–3 Tropfen ätherisches Öl auf einen Teelöffel Basisöl). Allerdings eignen sich nicht alle Öle dafür. Hinweise darauf finden Sie generell im Abschnitt »Bitte beachten«. Ich möchte hier jedoch daran erinnern, daß die Aromatherapie eine sehr subtile Form des Heilens darstellt und bereits kleine Mengen sehr viel bewirken können. Einige ätherische Öle werden eher wegen des allgemeinen Interesses aufgeführt. Für eine therapeutische Anwendung sind diese möglicherweise zu stark. Auch darauf wird an entsprechender Stelle hingewiesen. Die Zuordnung zu den Noten Kopf, Herz und Basis ist nicht immer unumstritten, genausowenig wie die Zuordnung zu den verschiedenen Planeten. Mit diesem Buch haben Sie einen guten Ausgangspunkt. Das letzte Wort ist damit nicht gesprochen. Ebenso ist der Abschnitt »Paßt gut zu« lediglich ein hilfreicher Wegweiser zur Zusammenstellung von Mischungen, denn für die Heilung steht die persönliche Präferenz an erster Stelle. Am Schluß des Buches finden Sie noch eine Übersicht über die verschiedenen Kombinationsmöglichkeiten. Öle innerhalb einer Gruppe passen gut zueinander, ebenso Öle, die sich in nebeneinanderliegenden Blöcken befinden. Der Abschnitt »Chemische Bestandteile« verweist auf die Komplexität und Zusammensetzung der einzelnen Öle.

Der Abschnitt »Geschichte und Mythos« machte die Öle für mich erst richtig lebendig, auch wenn viele der Erzählungen sich mehr auf die Pflanze als auf das ätherische Öl bezogen. Ingwer und schwarzen Pfeffer empfand ich als sehr dominant, andere, z. B. Kamille und Veilchen, zeigten ein sanfteres Gesicht.

Das Glossar am Schluß bietet Ihnen in übersichtlicher Form Querverweise zu den Eigenschaften. Die meisten der wichtigen Öle werden dort aufgeführt.

DIE ÄTHERISCHEN ÖLE VON A–Z

Amyris

Pflanze/Teil:	Baum/Holz
Botanischer Name:	Amyris balsamifera
Familie:	Rutaceae
Note:	Basis
Planet:	–
Extraktion:	Destillation

Duft: Trocken, wie verbranntes Holz.
Beschreibung: Amyris, auf deutsch auch »Balsambaum« genannt, wächst wild auf den Berghängen Haitis. Der immergrüne, oft in kleinen Dickichten zu findende Baum besitzt hübsche weiße Blüten. Die wertvolle, harzige Flüssigkeit wird allerdings von der Rinde abgesondert. Der Baum wird auch als »Westindisches Sandelholz« bezeichnet, gehört aber nicht zu der Familie der *Sandalaceae*. Je nach Wachstumsregion besitzt das Öl eine etwas andere Charakteristik. Seine Qualität hängt weitgehend vom Feuchtigkeitsgehalt und dem Alter des Baumes ab. Wenn das Holz zu fein geschrotet wird, ist die Ölausbeute geringer.
Geschichte und Mythos: Aufgrund des hohen Ölgehalts brennt das Holz wie eine Kerze. Es erhielt daher im Volksmund die Bezeichnung »Kerzenholz«. Daher verwundert es nicht, daß es

als Feuerholz verwendet wurde. An der haitischen Küste waren die flackernden Lichter nachts ein vertrauter Anblick, denn die Fischer benutzten die Zweige als Fackel, um Meereskrabben zu fangen. Und Dorfbewohner, die noch in der Nacht ihre Erzeugnisse von den Bergen in die Städte brachten, erhellten ihren Weg ebenfalls mit Amyriszweigen. Da das Holz sehr hart ist, wurde es auch zu Zaunpfählen verarbeitet.

Vor dem Zweiten Weltkrieg wurden große Mengen des Holzes von Venezuela, Haiti und Jamaika zur Destillation hauptsächlich nach Deutschland exportiert. Die Eigenschaften des Öls sollen denen des ostindischen Sandelholzöls ähnlich sein. Tatsächlich wird dieses Öl oft damit verfälscht. In erster Linie wird es aber als Fixativ in Parfüms und als Zutat zu Seifen und Kosmetika verwendet.

Chemische Bestandteile: Cadinen, Cadinol, Caryophyllen (Sesquiterpene).

Eigenschaften: Antiseptisch, aphrodisisch, auswurffördernd, beruhigend, blutdrucksenkend, entzündungshemmend, krampflösend.

Bitte beachten: Ein lange haftender Duft, der vielleicht nicht jedem gefällt. Andere Gegenanzeigen sind nicht bekannt.

Geist und Seele: Kann nervöse Anspannung abbauen.

Körper: Wir beginnen mit einem Öl, über das, mit Ausnahme seiner farbigen und interessanten Geschichte, wenig bekannt ist. Im Hinblick auf die therapeutische Verwendung sind wir mehr oder weniger auf Vermutungen angewiesen, die auf der Ähnlichkeit des Öls mit Sandelholz und seinem Sesquiterpengehalt beruhen.

Daraus läßt sich auf eine lindernde, beruhigende Wirkung schließen, die generell mit Basisnoten in Verbindung gebracht wird – Amyris wird als Fixativ in Parfüms benutzt. Auch die krampflösende Wirkung paßt zu diesem beruhigenden Charakter und kann, genauso wie Sandelholz, Husten und Beschwerden im Brustkorb lindern. Möglicherweise senkt das Öl auch den Blutdruck.

Die meisten Öle besitzen antiseptische Eigenschaften und wirken so vorbeugend gegen Infektionen. Ohne Zweifel besitzt auch Amyris diese Eigenschaft. Wie hoch allerdings der Wirkungsgrad ist, ist ungewiß.

Ist es denkbar, daß es wie Sandelholz Harnwegsbeschwerden lindern hilft? Seine Wirkung als Aphrodisiakum muß auf jeden Fall jeder selbst testen!

Wirkung auf die Haut: Sesquiterpene wirken oft entzündungshemmend, weshalb vorstellbar ist, daß Amyris entzündliche Prozesse abklingen läßt. Und könnte der Duft nach verbranntem Holz nicht auch darauf hindeuten, daß es bei fettiger Haut austrocknend wirkt?

Paßt gut zu: Benzoe, Elemi, Galbanum, Jasmin, Lavendel, Melisse, Muskatellersalbei, Rose, Rosengeranie, Rosenholz, Weihrauch, Ylang-Ylang.

Angelika

Pflanze/Teil:	Kraut/Samen und Wurzel
Botanischer Name:	Angelica archangelica
Familie:	Umbelliferae
Note:	Basis
Planet:	Sonne
Extraktion:	Destillation

Duft: Süß, krautig und leicht moschusartig.

Beschreibung: Die wasserliebende, hochwachsende Pflanze findet sich oft in der Nähe von Bächen und Flüssen. Die großen, breiten und spitz zulaufenden Blätter fiedern sich in kleine Blättchen auf, die von grünlich-weißen Blütendolden überragt werden. Viele Angelika-Arten wachsen in Nordeuropa, Island, Grönland und Zentralrußland. Das Öl stammt oft aus England und Belgien.

Geschichte und Mythos: Im 16. Jahrhundert kam Angelika aus Nordafrika in die wärmeren Landstriche Nordeuropas. Da die Pflanze am 8. Mai – dem Tag des Erzengels Michael – zum erstenmal blüht, wurde sie in mystischen Ritualen verwendet. Oft wurde sie in den Gärten der Klöster angebaut, deren Bewohner ihr den Namen »Engelwurz« gaben. Angelika wurde zu einer beliebten Gartenpflanze und galt weiterhin als Heilmittel gegen die Pest. Die Einnahme von »Angelikawasser« wurde 1665, im Jahr der großen Londoner Pest, vom König verordnet, und das Rezept zu seiner Herstellung vom Ärztekolleg als Flugblatt veröffentlicht. Der große Paracelsus schätzte die Pflanze überaus und betrachtete sie als Allheilmittel. Heute findet Angelika als Aromastoff in Gin und Parfüms Verwendung und dekoriert in kandierter Form traditionell Kuchen und Konfekt. Ebenso ist die köstliche Pflanze als Zutat in französischen Spirituosen zu finden, z. B. im Chartreuse und Bénédictine.

Chemische Bestandteile: Borneol, Linalool (Alkohole), Bergapten (Lacton), Limonen, Phellandren, Pinen (Terpene).

Eigenschaften: Anregend, aphrodisisch, auswurffördernd, harntreibend, kräftigend, krampflösend, leberstärkend, magenwirksam, menstruationsfördernd, schweißtreibend, verdauungsfördernd, blähungstreibend.

Bitte beachten: Eine übermäßige Anwendung kann das Nervensystem überstimulieren und Schlaflosigkeit verursachen. Es kann auch eine erhöhte Lichtempfindlichkeit der Haut auftreten, die zu Reizungen der Haut führen kann, wenn sie der Sonne ausgesetzt wird. Schwangere, und auch Diabetiker, sollten Angelika am besten meiden.

Geist und Seele: Dieses Öl wirkt anregend auf das Nervensystem und hilft, Streß und Erschöpfung abzubauen. Es fördert das Gefühl des Gleichgewichts und gibt einem müden Geist und einem matten Herzen neue Kraft; spornt dazu an, schwierigen Problemen ins Auge zu sehen.

Körper: Der anregende Charakter des Öls hat eine starke Heilwirkung auf den Körper, besonders zu Beginn einer Behandlung, denn es stärkt die Konstitution. Es kräftigt das Lymphsystem, beschleunigt aufgrund der schweißtreibenden Wirkung Reinigungsprozesse im Körper, entwässert und entgiftet den Körper, besonders nach langer Krankheit.

Hilft ebenfalls bei Verdauungsbeschwerden, Blähungen, Dyspepsie (Übelkeit, Unwohlsein), Magengeschwüren und Koliken. Es regt den Appetit an, daher kann es auch hilfreich bei

Magersucht sein. Kräftigt Leber und Milz. Wirkt im Harntrakt antiseptisch und ist daher bei Blasenentzündung von Nutzen.

Die auswurffördernden Eigenschaften haben einen günstigen Einfluß bei fieberhaften Erkältungen, chronischer Bronchitis und Rippenfellentzündungen. Kann nervös bedingtes Asthma, Kurzatmigkeit und Raucherhusten lindern und hilft, den Geruchssinn wiederherzustellen. Im allgemeinen zur Stärkung der Lunge zu empfehlen.

Fördert die Östrogenproduktion und reguliert dadurch den Menstruationszyklus. Lindert schmerzhafte Regelblutungen und ist hilfreich beim Ausstoßen der Nachgeburt. Es wird ihm auch eine günstige Wirkung bei männlicher und weiblicher Unfruchtbarkeit nachgesagt.

Reguliert den Harnsäurespiegel und kann daher bei rheumatischen Beschwerden, Arthritis, Gicht und Ischias heilend wirken.

Lindert schnell Schmerzen, besonders Kopfschmerzen, Migräne und Zahnschmerzen.

Und nicht zu vergessen: Neutralisiert Schlangengift!

Wirkung auf die Haut: Das Öl ist ein gutes Hauttonikum, das auch entzündungshemmend wirken soll, und daher hilfreich bei verschiedenen Hautproblemen ist. Hemmt ebenso die Vermehrung von Pilzen.

Paßt gut zu: Basilikum, Grapefruit, Kamille, Lavendel, Mandarine, Rosengeranie, Zitrone.

Anissamen

Pflanze/Teil:	Kraut/Samen
Botanischer Name:	Pimpinella anisum
Familie:	Umbelliferae
Note:	Kopf bis Herz
Planet:	Sonne
Extraktion:	Destillation

Duft: Stechend, lakritzähnlich, sehr wärmend.

Beschreibung: Der Anis stammt aus dem Mittleren Osten, findet sich heute aber auch in den wärmeren Teilen Europas sowie in Nordafrika und den USA. Die bis zu 60 cm hohe Pflanze besitzt zarte fiedrige Blätter und winzige weiße Blütchen. Die graubraunen Samen werden vor dem Destillieren zerdrückt, was die Ölausbeute erhöht. Bei niedriger Temperatur wird das Öl gern fest und muß daher vor der Verwendung in der Hand angewärmt werden.

Geschichte und Mythos: Die antiken Kulturen des Mittleren Ostens verehrten die Pflanze. Schon die Ägypter verwendeten Anissamen bei der Brotherstellung. Die Römer priesen die Pflanze als Aphrodisiakum! Sie gaben die Samen auch an einen als *Mostaceus* bekannten Gewürzkuchen. Während die Griechen besonders ihre beruhigende Wirkung auf den Darmtrakt schätzten.

In neuerer Zeit werden die Samen Spirituosen und Likören, z. B. Pernod und Absinth, beigegeben. In Indien kaut man die Samen gegen Mundgeruch. Dieser Wirkung verdankt das Öl seine Verwendung als Zutat zu Zahnpasten und Mundwässern.

Chemische Bestandteile: Anissäure (Aldehyd), Anethol, Methylchavicol (Phenole), Limonen (Terpen).

Eigenschaften: Abführend, anregend, aphrodisisch, auswurffördernd, blähungstreibend, brechreizlindernd, brustkorbwirksam, entbindungsfördernd, harntreibend, herzstärkend, krampflösend, insektizid, magenwirksam, milchtreibend, parasitizid, verdauungsfördernd.

Bitte beachten: Ein sehr starkes Öl, das nicht oft für Massagen benutzt wird, weil es die Haut stark sensibilisieren kann. Obwohl es im allgemeinen anregend wirkt, kann eine übermäßige Verwendung auch Lethargie verursachen. Im Extremfall sind Kreislaufprobleme und Blutstauungen im Gehirn möglich. Sollte auf jeden Fall in der Schwangerschaft gemieden werden. Generell sollte eine Verwendung wohlüberlegt werden.

Geist und Seele: Kann einen erschöpften Geist stärken.

Körper: Bekannt ist der positive Einfluß auf das Verdauungssystem. Möglicherweise hilfreich bei Dyspepsie, Koliken und Blähungen. Hilft gegen Erbrechen und Übelkeit, besonders wenn diese nervösen Ursprungs sind. Wirkt anregend auf den Verdauungsapparat. Offenbar hilfreich bei Oligurie (stark verminderte Harnausscheidung).

Ist als anregendes Mittel bei Herzermüdung verwendet worden. Beruhigende Wirkung bei Herzklopfen und gilt allgemein als Kräftigungsmittel für Kreislauf und Atemwege. Findet oft bei Lungen- und Herzkrankheiten Verwendung, zeigt möglicherweise auch eine günstige Wirkung bei Asthma und Atembeschwerden. Ist aufgrund seiner wärmenden Eigenschaften bei Erkältungen hilfreich.

Soll man den Römern Glauben schenken, behebt dieses Öl sogar Impotenz und Frigidität. Regt die Drüsen an und scheint

aufgrund seines Östrogengehalts eine regulierende Wirkung auf das Fortpflanzungssystem auszuüben. Lindert außerdem Menstruationsschmerzen, unterstützt eine schnelle Entbindung und regt die Milchbildung bei stillenden Müttern an.
Wirkt günstig bei Migräne, Schwindel und Kater!
Wirkung auf die Haut: Soll Läuse und Krätzmilbe abwehren. Hat allgemein den Ruf, infektiöse Hautkrankheiten zu bekämpfen.
Paßt gut zu: Amyris, Dill, Fenchel, Galbanum, Kardamom, Koriander, Kümmel, Lorbeer, Mandarine, Petitgrain, Rosenholz, Zeder.

Balsamtanne

Pflanze/Teil:	Baum/Nadeln
Botanischer Name:	Abies balsamea
	Abies sibirica
Familie:	Pinaceae
Note:	Herz
Planet:	Jupiter
Extraktion:	Destillation

Duft: Klar, balsamisch und erfrischend.

Beschreibung: Die vielen Tannenarten, die hauptsächlich in den nördlichen Breiten wachsen, besitzen meist ledrige, fischgrätenartig angeordnete Zweige, die Zapfen tragen. Einige Arten finden sich aber auch weiter südlich, in Mexiko und Algerien. Das meist aus der Art *Abies balsamea* gewonnene harzige Öl kommt aus Amerika und Kanada. *Abies sibirica* – die Sibirische Tanne – wächst in Rußland. Am ertragreichsten sind die älteren Nadeln dieses Baumes. Eine andere Art, die große Tanne *(Abies grandis)*, duftet stark nach Orangen, wenn sie zerkleinert wird.

Geschichte und Mythos: Zu Beginn dieses Jahrhunderts erzeugten in Rußland noch viele kleine Produktionsstätten in den Dörfern große Mengen des Öls. Der biblische »Gileadsbalsam« wurde mit *Abies balsamea* zubereitet. Aufgrund seiner Haltbarkeit und Festigkeit wurde der Baum auch zum Haus- und Schiffsbau verwendet. Die amerikanischen Indianer verwendeten das Harz für Medizin und in religiösen Ritualen. Im 17. Jahrhundert wurde es nach Europa eingeführt. Heute ist das

Öl Bestandteil von Seifen und Rasiercremes, Badepräparaten, Raumsprays, Deodorants, Desinfektionsmitteln und Inhalationen – um nur einige der Verwendungen zu nennen.

Chemische Bestandteile: Bornylacetat, Terpinylacetat (Ester), Bisabolen, Camphen, Dipenten, Phellandren, Pinen (Terpene).

Eigenschaften: Antiseptisch, auswurffördernd, beruhigend, brustkorbwirksam, skorbutbekämpfend.

Bitte beachten: Dieses Öl findet in der Aromatherapie bislang nur geringe Verwendung, da die Gegenanzeigen noch nicht ausreichend erforscht sind.

Geist und Seele: Kann eine warme, erdende Wirkung haben.

Körper: Wirkt am besten im Bereich der Atemwege. Lindert Beschwerden im Brustkorb, vor allem wenn die Bronchien durch Flüssigkeiten, Eiter oder Schleim verstopft sind. Auch bei Kurzatmigkeit zu empfehlen. Da es zudem das Nervensystem stärkt, ist es hilfreich bei Asthma. Wirkt belebend bei Müdigkeit und lindert Gliederschmerzen, die oft mit Erkältungen und Grippe einhergehen.

Aufgrund der wärmenden Wirkung lindernd bei Muskelschmerzen, die durch rheumatische oder arthritische Erkrankungen bedingt sind.

Wirkt antiseptisch auf die Harnwege, daher nützlich bei Infektionen in diesem Bereich.

Scheint ebenso die endokrinen Drüsen zu stärken, was die Stoffwechselgeschwindigkeit günstig beeinflußt und die chemischen Reaktionen im Körper ins Gleichgewicht bringt.

Paßt gut zu: Basilikum, Kümmel, Lavendel, Myrte, Niaouli, Rosenholz, Weihrauch, Zeder.

Basilikum

Pflanze/Teil:	Kraut/blühende Spitzen und Blätter
Botanischer Name:	Ocimum basilicum
Familie:	Labiatae
Note:	Kopf
Planet:	Mars
Extraktion:	Destillation

Duft: Sehr klar, süß und leicht würzig.

Beschreibung: Die meisten Basilikumarten stammen aus Asien und von den Pazifikinseln. Die breit-ovalen, zugespitzten grünen Blätter bilden den Rahmen für hübsche purpurweiße Blüten, die an einem etwa 30 cm hohen Stengel sitzen. Das ätherische Öl kommt aus Nordafrika, Frankreich, Zypern sowie von den Seychellen, trotz der besseren Qualität des europäischen Basilikums.

Geschichte und Mythos: Das Wort »Basilikum« stammt von dem griechischen *basileos*, das »königlich« bedeutet. Durch eine Vermischung mit dem lateinischen Begriff *basilicus*, der sich auf eine Schlange bezieht, geriet Basilikum schnell in Verruf. Skrupellose Magier dachten, sie könnten durch das Zermahlen von Basilikum zwischen zwei Steinen Skorpione herstellen. Die volkstümliche Überlieferung Indiens war diesbezüglich von mehr Weisheit geprägt. Basilikum galt als Krishna und Vishnu heilig und hatte daher eine schützende Funktion. Tatsächlich werden in einigen Regionen Indiens vor der Teilnahme an religiösen Zeremonien Basilikumblätter gekaut. Man erhofft sich dadurch offener für göttliche Eingebungen zu sein.

Ebenso verwendet die ayurvedische Medizin Basilikum reichlich.

Die Chinesen schätzten es jahrhundertelang als nützliche Arznei. Es war dort als Heilmittel bei Epilepsie bekannt. Das ätherische Öl wird heute auch in der Parfümerie verwendet.

Chemische Bestandteile: Linalool (Alkohol), Borneol, Kampfer, Cineol (Ketone), Methylchavicol, Eugenol (Phenole), Ocimen, Pinen, Sylvestren (Terpene).

Eigenschaften: Antidepressiv, antiseptisch, aphrodisisch, auswurffördernd, bakterizid, blähungstreibend, fiebersenkend, gehirnwirksam, genesungsfördernd, Gift neutralisierend, insektizid, kräftigend, krampflösend, magenstärkend, menstruationsfördernd, milchtreibend, nervenstärkend, schmerzlindernd, schweißtreibend, verdauungsfördernd, wurmtreibend.

Bitte beachten: Wirkt im allgemeinen anregend, bei übermäßiger Anwendung jedoch betäubend. Sollte aufgrund seiner menstruationsfördernden Eigenschaften in der Schwangerschaft gemieden werden. Kann bei Menschen mit empfindlicher Haut Irritationen auslösen.

Geist und Seele: Ein gutes Kräftigungsmittel für die Nerven, besonders wenn man sich zerbrechlich fühlt. Schärft die Sinne und fördert die Konzentration. Wirkt beruhigend bei Hysterie und Nervosität, kann aber bei Depressionen die Stimmung heben.

Körper: Erste Wahl bei Kopfschmerzen und Migräne. Soll bei Schwächeanfällen und vorübergehenden Lähmungen belebend wirken und Nasenpolypen und Ohrenschmerzen beseitigen. Hilft streßbedingte Allergien vermindern. Insbesondere wegen seiner Wirkung auf die Nebennierenrinde, die für die Regulierung dieser Allergien verantwortlich ist.

Besitzt eine wohltuende Wirkung auf die Atemwege und wird oft bei Nebenhöhlenverstopfung, Asthma, Bronchitis, Emphysem (zu viel Luft im Lungengewebe), Grippe und Keuchhusten eingesetzt. Stellt den Geruchssinn bei Katarrh wieder her.

Hilft bei Verdauungsstörungen, ebenso bei Erbrechen, Magenkrämpfen, Dyspepsie (Übelkeit, Unwohlsein) und Aufstoßen. Scheint aufgrund seiner antiseptischen Eigenschaften Darm und Nieren zu reinigen. Imitiert das Hormon Östrogen und hilft oft bei Menstruationsbeschwerden, z. B. spärlichen Blutungen und Stauungen in den Brüsten. Es sorgt außerdem dafür, daß die Nachgeburt schnell ausgestoßen wird. Möglicherweise auch wirksam bei Empfängnisschwierigkeiten.

Nützlich bei Wespen- und Insektenstichen. Das Öl wurde früher als fiebersenkendes Mittel eingesetzt, z. B. bei Malaria.

Kann den Harnsäurespiegel im Blut senken und Gicht sowie Muskelschmerzen generell lindern. Regt die Durchblutung an, hilft bei Krämpfen in der tiefen Muskulatur.

Wirkung auf die Haut: Schlaffe, durch Blutüberfülle gerötete (hyperämische) Haut profitiert von der erfrischenden, kräftigenden Wirkung. Wirkt auch als Aknemittel.

Paßt gut zu: Bergamotte, Lavendel, Majoran, Melisse, Muskatellersalbei, Neroli, Rosengeranie, Sandelholz, schwarzem Pfeffer, Verbene, Ysop.

Benzoe

Pflanze/Teil:	Baum/Gummiharz aus dem Stamm
Botanischer Name:	Styrax benzoin
Familie:	Styraceae
Note:	Basis
Planet:	Sonne
Extraktion:	Lösungsmittelextraktion

Duft: Süß, wie Vanille.

Beschreibung: Der Benzoebaum wächst auf Java, Sumatra und in Thailand. Zur Gewinnung des Gummiharzes werden Dreiecke in die Rinde des Baumes geschnitten, aus denen dann der Saft austritt. Die grau-braunen, harzigen Klumpen werden dann zu einer festen Masse, dem Harz, gepreßt. Dieses wird durch Erhitzen im Wasserbad geschmolzen, bevor es als ätherisches Öl verwendet werden kann. Benzoe ist bereits in gelöster Form als Öl erhältlich.

Geschichte und Mythos: Das duftende Gummiharz wird seit Hunderten von Jahren zur Herstellung von Kosmetika verwendet. In der Antike galt es als wirksames Mittel zur Vertreibung böser Geister, und oft wurde es zum Ausräuchern und als Räucherwerk benutzt.

In alten Kräuterbüchern bezeichnete man es oft als »Benzoeharz«, »Balsam« oder »Benjamingummi«. »Jungfrauenmilch«, ein Eau de Toilette aus früherer Zeit, enthielt Benzoe sowie Lavendel und Äthanol. Man schrieb ihm die Fähigkeit zu, die Haut »klar und strahlend« zu machen. Heute wird es häufig als Fixativ in Parfüms verwendet.

Chemische Bestandteile: Benzoesäure, Zimtsäure (Säuren), Benzoealdehyd, Vanillin (Aldehyde), Benzylbenzoat (Ester).

Eigenschaften: Adstringierend, antiseptisch, auswurffördernd, beruhigend, blähungstreibend, desodorierend, gehirnwirksam, harntreibend, herzstärkend, wundheilend.

Bitte beachten: Wenn Konzentration erwünscht ist, sollte man es vermeiden, da es einschläfernd wirken kann.

Geist und Seele: Aufgrund seiner beruhigenden Wirkung auf das Nervensystem wirkt es vorbeugend gegen Anspannung und Streß. Besänftigt Menschen, die traurig, einsam und depressiv sind. Trägt dazu bei, daß man Sorgen losläßt, gibt Vertrauen und wirkt lindernd bei seelischer Erschöpfung.

Körper: Scheint eine verjüngende Wirkung auf den Körper zu haben. Wärmt das Herz, belebt den Kreislauf und kann im allgemeinen Schmerzen und besonders Arthritis lindern.

Hilft bei Atemwegsbeschwerden, stärkt die Lunge und wirkt wohltuend bei Bronchitis, Asthma, Husten, Erkältungen, Kehlkopfentzündungen und Halsschmerzen. Sehr wirkungsvoll bei geschwollenen Schleimhäuten, da es flüssige Schlacken aus dem Körper entfernt.

Hilft ebenfalls bei Erkrankungen der Harnwege, z. B. Blasenentzündungen, da es die Harnausscheidung fördert. Gilt als Heilmittel bei genitalen Beschwerden, z. B. Weißfluß, und möglicherweise auch bei sexuellen Schwierigkeiten, in erster Linie bei vorzeitiger Ejakulation.

Beruhigt den Magen, vertreibt Blähungen und stärkt die Bauchspeicheldrüse. Unterstützt daher die Verdauungsprozesse. Soll den Blutzuckerspiegel regulieren, was für Diabetiker hilfreich ist.

Wirkt auch heilend bei Mundgeschwüren.

Wirkung auf die Haut: Macht rissige und trockene Haut wieder elastischer. Besonders zu empfehlen bei aufgesprungener Haut an Händen und Fersen sowie bei Frostbeulen und Ausschlägen. Wirkt günstig bei Wunden, wertvoll bei Rötungen, Irritationen und Juckreiz, z. B. Dermatitis.
Paßt gut zu: Bergamotte, Koriander, Lavendel, Myrrhe, Orange, Petitgrain, Rose, Sandelholz, Wacholder, Weihrauch, Zitrone, Zypresse.

Bergamotte

Pflanze/Teil:	Baum/Schale
Botanischer Name:	Citrus bergamia
Familie:	Rutaceae
Note:	Kopf
Planet:	–
Extraktion:	Auspressen

Duft: Leicht, zart und erfrischend. Manchmal nach Orange oder Zitrone duftend, mit leicht blumigen Obertönen.

Beschreibung: Citrus bergamia darf nicht mit *Monarda didyma* verwechselt werden, einer ebenfalls »Bergamotte« genannten Zierpflanze. *Citrus bergamia* ist ein bis zu $4^1/_2$ m hoher Baum mit langen grünen Blättern und weißen Blüten. Die Frucht ist geteilt wie eine kleine Orange, hat aber eine birnenähnliche Form. Das Öl stammt meist aus Italien oder Marokko. Der Bergamotte-Baum, der empfindlichste aller Zitrusbäume, benötigt ein spezielles Klima und einen besonderen Boden.

Geschichte und Mythos: Das Öl ist nach einer kleinen Stadt in Italien benannt, in der der Baum ursprünglich angepflanzt wurde. Dagegen besagt die Legende, daß Christoph Columbus den Baum zuerst auf den Kanarischen Inseln fand und ihn dann nach Spanien und Italien brachte. Aufzeichnungen belegen, daß er seit 1725 in Florenz verwendet wurde. In der italienischen Volksmedizin war der Baum sehr beliebt.

Die billigere Form des Bergamotteöls wird aus den unreifen, heruntergefallenen Früchten destilliert und zuweilen wird damit auch das teurere Öl gestreckt. Vereinzelt werden die Blätter destilliert – eine weitere Variante des Petitgrain-Öls. Bergamotte verleiht Earl-Gray-Tee seinen ungewöhnlichen Duft. In der Aromatherapie wird es oft wegen seiner stimmungsaufhellenden Eigenschaften eingesetzt, vornehmlich bei Depressionen. Ist eine der meist verwendeten Zutaten in Parfüms, besonders im Eau de Cologne.

Chemische Bestandteile: Linalool, Nerol, Terpineol (Alkohole), Linalylacetat (Ester), Bergapten (Lacton), Dipenten, Limonen (Terpene).

Eigenschaften: Antidepressiv, antiseptisch, auswurffördernd, beruhigend, blähungstreibend, desodorierend, fiebersenkend, herzstärkend, insektizid, kräftigend, krampflösend, magenwirksam, schmerzlindernd, verdauungsfördernd, vernarbungsfördernd, wundheilend, wurmtreibend.

Bitte beachten: Nach der Verwendung von Bergamotte sollte die Einstrahlung von Sonnenlicht vermieden werden, denn das Öl erhöht die Lichtempfindlichkeit der Haut. Ursache dafür ist der Stoff Bergapten, der die Bräunung verstärkt, aber nicht vor Verbrennung schützt. Es kann außerdem empfindliche Haut reizen.

Geist und Seele: Die beruhigende, aber doch stimmungsaufhellende Wirkung ist sehr hilfreich bei Angst, Depressionen und nervöser Anspannung. Die gleichzeitig kühlende und erfrischende Qualität löst Wut und Frustration auf, da es die Aktivität des symphatischen Nervensystems herabsetzen kann.

Körper: Bergamotte ist ein wertvolles Antiseptikum für den Harntrakt. Hilfreich bei Infektionen und Entzündungen, vor allem bei Blasenentzündung.

Es wirkt außerdem günstig auf den Verdauungstrakt und lindert Beschwerden wie z. B. schmerzhafte Verdauung, Dyspepsie,

Blähungen, Koliken, Verdauungsstörungen und Appetitverlust.
Gilt als ausgezeichnetes Darmantiseptikum, vertreibt Darmparasiten und verkleinert Gallensteine. Da es den Appetit reguliert, kann es auch bei Magersucht verwendet werden.
Hilfreich bei Infektionen der Atemwege, z. B. Atemschwierigkeiten, Mandelentzündung, Bronchitis und Tuberkulose. Wirksam auch bei Herpesbläschen, Windpocken und Gürtelrose.
Soll die Gebärmutter stärken und wurde früher zur Behandlung von Geschlechtskrankheiten eingesetzt.
Ausgezeichnetes Insektenschutzmittel und hält ebenso die Haustiere von Pflanzen fern.
Wirkung auf die Haut: Die antiseptische, heilende Wirkung ist günstig bei fettiger Haut. Besonders wenn Streß eine der Ursachen ist, wirkt es bei Ekzemen, Schuppenflechte, Akne, Krätze, Krampfadern, Wunden, Herpes, Schuppen auf Haut und Kopfhaut. In Kombination mit Eukalyptus wirkt es sehr gut bei Hautwunden.
Paßt gut zu: Eukalyptus, Jasmin, Kamille, Koriander, Lavendel, Majoran, Neroli, Palmarosa, Patchouli, Rosengeranie, Wacholder, Ylang-Ylang, Zitrone, Zypresse.

Birke

Pflanze/Teil:	Baum/Rinde und Zweige
Botanischer Name:	Betula alleghaniensis (gelb)
	Betula pendula (silber)
	Betula lenta (kirschfarben)
Familie:	Betulaceae
Note:	Kopf
Planet:	Venus oder Merkur
Extraktion:	Mazeration und Destillation

Duft: Sehr antiseptisch, aber dennoch erfrischend.

Beschreibung: Der sehr große Waldbaum trägt charakteristische Kätzchen. Einige der 100 verschiedenen Arten werden bis zu 24 m hoch und haben oft schlanke, im Außenbereich nach unten hängende Äste mit gezähnten ovalen Blättern. *Betula alleghaniensis* stammt ursprünglich aus den USA, *Betula pendula* und *Betula lenta* aus der ehemaligen UdSSR, Holland und Deutschland. *Betula lenta*, die kleinste Art, ist auch als Zuckerbirke bekannt. Vor der Destillation muß ihre Rinde in lauwarmem Wasser eingeweicht werden, damit das ätherische Öl freigesetzt wird.

Geschichte und Mythos: Ist immer wieder mit der Abwehr böser Geister in Verbindung gebracht worden. In praktischer Hinsicht war der Saft aus den Blättern früher ein sehr gutes Gurgelwasser bei Mundgeschwüren. Er wurde jahrhundertelang zur Herstellung eines medizinischen Weins benutzt, und obendrein ergaben die Blätter einen harntreibenden Tee. Aufgrund seiner adstringierenden Eigenschaften ist es oft in Hautlotionen und

Einreibemitteln zu finden. Neueren Datums ist die Verwendung in Parfüms.

Rußland lieferte früher Birkenteeröl, das bei der Herstellung von Leder und Seifen Verwendung fand. Zudem war es auch für seine Heilwirkung bei rheumatischen Gelenken, Gicht und Hautinfektionen bekannt. *Betula alba* war Bestandteil von Haarwässern und ist hierzulande als »Birkenwasser« bekannt. Aufgrund seiner schmerzlindernden Eigenschaften wird der Hauptbestandteil, Methylsalicylat, bei der Herstellung von Aspirin verwendet. Obendrein verleiht es Männerdüften eine, in Frankreich populäre, ledrige Note. Das feste Holz wurde oft zur Herstellung von Möbeln und Gerätschaften verwendet.

Chemische Bestandteile: Salicylsäure (Säure), Methylsalicylat (Ester), Betulen, Betulenol (Sesquiterpene).

Eigenschaften: Adstringierend, antiseptisch, blutreinigend, desinfizierend, harntreibend, insektizid, schmerzlindernd, kräftigend.

Bitte beachten: Ein starkes Öl, das empfindliche Haut reizen kann. Verwenden Sie es sehr umsichtig – oder besser gar nicht.

Geist und Seele: Hat eine belebende, ja aufputschende Wirkung auf die Stimmung.

Körper: Gilt allgemein als reinigendes Öl. Reinigt das Blut, regt die Schweißdrüsen an, was dem Körper hilft, schädliche Toxine auszuscheiden. Reinigt die Lymphe und trägt dazu bei, Infektionen abzuwehren.

Vermehrt die Harnausscheidung, beseitigt organische Schlakken und lindert schmerzhafte Blasenentzündungen. Kann auch bei Albuminurie (Eiweiß im Urin) helfen. Löst Blasen- und Nierensteine auf und wirkt bei Nierenödemen. Kräftigt die Nieren allgemein.

Die harntreibenden Eigenschaften sind auch bei Fettleibigkeit, Zellulitis und Wassersucht hilfreich.
Beseitigt Harnsäureansammlungen in den Gelenken, gut bei Rheuma, Arthritis und Muskelschmerzen allgemein; soll sehr stark schmerzstillend wirken.
Wirkung auf die Haut: Soll chronische Hautleiden heilen, z. B. Ekzeme, Schuppenflechte, Akne und Hautgeschwüre.
Paßt gut zu: Ingwer, Kajeput, Kamille, Kardamom, Lavendel, Orange, Tagetes, Thymian, Weihrauch, Zitrone.

Citronella

Pflanze/Teil:	Gras/geschnittene Halme
Botanischer Name:	Cymbopogon nardus
Familie:	Graminae
Note:	Kopf
Planet:	–
Extraktion:	Destillation

Duft: Leicht süß und zitronig.

Beschreibung: Ein robustes Gras, das hauptsächlich auf Sri Lanka und Java wächst, sich aber auch in Burma, Madagaskar, Guatemala und Südamerika findet. War früher als *Andropogon nardus* bekannt. Die Pflanze wird bis 90 cm hoch und besitzt lange schmale Blätter, an denen sich Blüten bilden, aber nur wenn die Pflanze in Ruhe gelassen wird. Zum Destillieren verwendet man bevorzugt das getrocknete Gras als frisches Material, das sehr viel Brennstoff verbraucht und angeblich ein weniger angenehm riechendes Öl ergibt.

Geschichte und Mythos: Die ursprünglich auf Sri Lanka angebaute Pflanze wurde im letzten Jahrhundert modern. Das Öl der ersten Schiffsladung, die Europa erreichte, bezeichnete man als *Oleum siree*. Bis 1890 war Sri Lanka der Hauptexporteur. Danach beginnt Java, ein qualitativ besseres Öl zu produzieren, das mehr Geraniol (Alkohol) enthält und stärker duftet. Das Öl aus Sri Lanka wurde angeblich aus Kostengründen mit Kerosin gestreckt.

Eine Zeitlang war Citronella ein beliebter Zusatz in Wachskerzen, die Mücken vertreiben sollten. Das Öl findet heute vielseitige Verwendung in Parfüms, Seifen, Hautwässern, Polituren, Reinigungsmitteln und desodorierenden Kosmetika. Als interessante Geschmacksnote ist es auch in der chinesischen Küche zu finden.

Chemische Bestandteile: Citronellsäure (Säure), Borneol, Citronellol, Geraniol, Nerol (Alkohole), Citral, Citronellal (Aldehyde), Camphen, Dipenten, Limonen (Terpene).

Eigenschaften: Anregend, antidepressiv, antiseptisch, desodorierend, insektizid, kräftigend, parasitizid.

Bitte beachten: ?

Geist und Seele: Hat eine klärende und aufhellende Wirkung auf die Stimmung, daher hilfreich bei Depressionen.

Körper: Die nützlichste Eigenschaft scheint die insektenabschreckende Wirkung zu sein, weshalb es am besten an heißen Sommertagen in Sprays oder in der Duftlampe verwendet wird, um diese lästigen Zeitgenossen fernzuhalten. Kann auch helfen, Hunde und Katzen von Flöhen zu befreien. Geben Sie einen Tropfen auf ein Stückchen Watte, das Sie in den Wäscheschrank legen – dies hält die Wäsche frisch und schreckt Motten und Insekten ab.

Steht auch im Ruf, den Kopf frei zu machen, daher auch wirksam gegen Kopfschmerzen, Migräne und zudem bei Neuralgien.

Kräftigt den Körper allgemein und bringt Herz und Nervensystem ins Gleichgewicht. Kann diese Wirkung auch auf das Verdauungs- und das Fortpflanzungssystem haben, daher wirksam nach einer Krankheit, um Spannkraft, Zuversicht und Gleichgewicht wiederherzustellen. Aufgrund der antiseptischen Eigenschaften ist es von Vorteil in einem Krankenzimmer, da es Keime in Schach hält (Duftlampe, Diffuseur).

Wirkt aufgrund der desodorierenden, anregenden Eigenschaften erfrischend bei schwitzenden und müden Füßen und aktiviert dadurch den ganzen Körper.
Soll auch bei rheumatischen Schmerzen helfen.
Wirkung auf die Haut: Kann in Kombination mit Neroli und Bergamotte die Haut geschmeidiger machen.
Paßt gut zu: Bergamotte, Eukalyptus, Kajeput, Lavendel, Neroli, Petitgrain, Pfefferminze, Rosengeranie, Salbei, Ylang-Ylang.

Dill

Pflanze/Teil:	Kraut/Früchte
Botanischer Name:	Anethum graveolens
Familie:	Umbelliferae
Note:	Kopf
Planet:	Merkur
Extraktion:	Destillation

Duft: Krautig, fast wie Gras.

Beschreibung: Die dunkelgrüne Pflanze mit den fiedrigen Blättern soll aus Indien stammen. Mit den kleinen gelben Blüten und den winzigen komprimierten Früchten gleicht sie äußerlich dem Fenchel, wächst aber bei weitem nicht so hoch. Heute ist sie auch im Mittelmeerraum, in Europa und am Schwarzen Meer beheimatet. Die chemische Zusammensetzung des indischen Öls unterscheidet sich von der des europäischen Öls.

Geschichte und Mythos: Die Pflanze wird vor etwa 5000 Jahren zum erstenmal in Ägypten erwähnt, wo sie zur Linderung von Kopfschmerzen mit Koriander und Zaunrübe gemischt wurde. Sie war auch bei Griechen und Römern beliebt, die sie *anethon* nannten, wovon sich der botanische Name ableitet. In der Bibel wird sie bei Matthäus 23,23 erwähnt. Die alten Heilkundigen hielten sie für ein gutes Mittel gegen Aufstoßen.

Die Bezeichnung »Dill« entwickelte sich aus dem angelsächsischen *Dylle* bzw. *Dylla*, das im Mittelalter zu »Dill« wurde und »einlullen«, »beruhigen« bedeutet – wahrscheinlich wegen seiner hauptsächlichen Verwendung als blähungstreibendes Mittel und als Zugabe zu Kompressen gegen Schlaflosigkeit. Mit dem alten isländischen Wort *Dilla* wird das Beschwichtigen eines Kindes bezeichnet. Im Mittelalter war der Dill eine sehr verbreitete Pflanze; man glaubte, er könne vor Hexerei schützen, und war eine beliebte Beigabe von Liebestränken. Karl der Große befahl im Jahre 812, die Pflanze in großem Stil anzubauen. Heute wird sie oft in Fischgerichten, Brot, Suppen, Soßen und für eingelegte Essiggurken verwendet.

Chemische Bestandteile: Carvon (Keton), Eugenol, Myristicin (Phenole), Limonen, Phellandren, Terpinen (Terpene).

Eigenschaften: Beruhigend, blähungstreibend, desinfizierend, entbindungsfördernd, krampflösend, magenwirksam, milchtreibend, schweißtreibend, verdauungsfördernd.

Bitte beachten: Wurde früher zur Erleichterung der Entbindung verwendet und sollte daher in der Schwangerschaft gemieden werden.

Geist und Seele: Es ist hilfreich, wenn man sich von den Dingen überrollt fühlt und auch nützlich bei Schock und in Krisenzeiten. Es vermittelt innere Freiheit, führt somit zu leichteren Gefühlen und läßt Sorgen vergehen.

Körper: Dillwasser kann Verdauungsstörungen bei Kindern lindern, besonders bei Luft im Magen oder Darm. Das Öl ist allerdings sehr viel stärker und sollte bei Kleinkindern nicht verwendet werden.

Für Erwachsene ist es jedoch bei Verdauungsstörungen hilfreich und lindert Blähungen und Verstopfung. Beeinflußt positiv die Gärungsprozesse im Magen und beseitigt Mundgeruch. Behebt Schluckauf, da es krampflösend wirken kann. Fördert den Milchfluß bei stillenden Müttern und erleichtert den Geburtsvorgang.

Wirkt beruhigend bei nervösen Beschwerden, die mit klopfenden Kopfschmerzen und übermäßigem Schwitzen einhergehen.
Wirkung auf die Haut: Fördert die Wundheilung.
Paßt gut zu: Bergamotte, Koriander, Mandarine, Myrte, Orange, Petitgrain, Rosengeranie, Rosmarin, Zypresse.

Eisenkraut

Pflanze/Teil:	Strauch/Stengel und Blätter
Botanischer Name:	Lippia citriodora
Familie:	Verbenaceae
Note:	Kopf
Planet:	Venus
Extraktion:	Destillation

Duft: Wie eine süße Zitrone.

Beschreibung: Der kleine Busch mit den vielen hellgrünen, leicht gekräuselten Blättern und den blaßrosa Blüten ist von eher zarter Konstitution und frostempfindlich. Im 18. Jahrhundert wurde er von Südamerika nach Europa gebracht; der Großteil des ätherischen Öls kommt aus Algerien und Spanien. Wird manchmal mit Eisenkraut *(Verbena officinalis)* oder der exotischen Verbene, *Litsea cubeba*, verwechselt.

Geschichte und Mythos: Der Name *Lippia* ist von einem 1678 geborenen europäischen Arzt und Botaniker abgeleitet, und *citriodora* ist Hinweis auf den Zitrusduft. Die Pflanze wird auch als »Zitronenverbene« bezeichnet. Im 18. Jahrhundert begann man in England die Gärten mit ihr zu schmücken. In Kontinentaleuropa bereitet man aus ihr einen beliebten Tee, und sie aromatisiert auch Spirituosen.

Hexen verwendeten sie als Aphrodisiakum und gaben sie an ihre Liebestränke. Zusammen mit Zimt, Gewürznelke, Wacholder, Zitrone, Lavendel, Thymian und Sandelholz ist sie oft Bestandteil von Potpourris zum Schutz vor Keimen. Das Kraut wurde früher bei entzündeten Augen und Mundgeschwüren angewendet. Heute findet das Öl in Parfüms und Seifen Verwendung; aufgrund der geringen Ausbeute an ätherischem Öl ist der Preis allerdings hoch.

Chemische Bestandteile: Borneol, Geraniol, Linalool, Nerol (Alkohole), Citral (Aldehyd), Keton, Dipenten, Limonen, Myrcen (Terpene).

Eigenschaften: Antiseptisch, aphrodisisch, beruhigend, erweichend, fiebersenkend, insektizid, kräftigend, krampflösend, leberstärkend, magenwirksam, verdauungsfördernd.

Bitte beachten: Neuere pharmakologische Untersuchungen haben ergeben, daß das Öl in Verbindung mit Lichtstrahlen schädlich wirkt und die Haut stark sensibilisiert. Deshalb Verbene am besten nicht zur Massage benutzen!

Geist und Seele: Ist bekannt dafür, Depressionen zu vertreiben, weil es das parasympathische Nervensystem stärkt und beruhigt. Hat eine entspannende, erfrischende und doch stimmungshebende Wirkung auf die Gefühle und hilft, Streß zu bewältigen.

Körper: Beeinflußt das Verdauungssystem, besonders bei Magenkrämpfen, Übelkeit, Verdauungsbeschwerden und Blähungen. Regt den Appetit an und aktiviert die Galle, was die Fettverdauung unterstützt. Die kühlende Wirkung auf die Leber lindert Entzündungen und Infektionen, es kann bei Alkoholismus nützlich sein.

Scheint auch auf die Atemwege einen günstigen Einfluß zu haben (Bronchitis, Verstopfung von Nase und Nebenhöhlen). Soll Krämpfe verhüten und lindert asthmatischen Husten.

Lindert Herzjagen (Tachykardie) und hilft bei nervös bedingter Schlaflosigkeit.

Sein Ruf als Aphrodisiakum geht wahrscheinlich darauf zurück, daß unterschwellige Spannungen abgebaut werden.

Wirkung auf die Haut: Macht die Haut weich. Ist auch ein nützliches Haarwasser.

Paßt gut zu: Basilikum, Bergamotte, Grapefruit, Kamille, Lavendel, Limette, Neroli, Palmarosa, Rose, Rosengeranie, Rosmarin, Ylang-Ylang.

Elemi

Pflanze/Teil:	Baum/Rinde
Botanischer Name:	Canarium luzonicum
Familie:	Burseraceae
Note:	Basis
Planet:	Sonne
Extraktion:	Destillation

Duft: Zitrusähnlich und ein wenig würzig.

Beschreibung: Der von den Philippinen stammende Baum sondert ein natürliches Harz ab, aus dem das exotisch anmutende ätherische Öl gewonnen wird. Während der gesamten Blütezeit wird das Harz geerntet, also in der Zeit, wenn der Baum erste Knospen treibt, bis zum Fallen des letzten Blattes. Das Harz ist von schwarz-gelblicher Farbe und wird beim Kontakt mit der Luft fest. Die Einheimischen nennen ihn *Pili*, oder auch *Manila elemi*. Andere Elemi-Arten sind z. B. der *Protum heptaphyllum* aus Brasilien und der *Amyris plumerrii* aus Mexiko.

Geschichte und Mythos: Elemi ist in Europa seit dem 15. Jahrhundert bekannt. Früher wurde es oft in Salben verwendet, aber auch heute noch ist es Bestandteil von medizinischen Präparaten und pharmazeutischen Pflastern. Es wird Räucherwerk und Seifen beigegeben und soll Lacke widerstandsfähiger machen. Das Gummiharz wird in zwei Qualitäten aus Manila exportiert: als »Primera«, d. h. gereinigtes Gummiharz, und als »Secunda«, als unbearbeitetes, ungereinigtes Harz. Mit chemischen Untersuchungen des Öls wurde Ende des letzten Jahrhunderts begonnen.

Chemische Bestandteile: Terpineol (Alkohol), Elemicin (Phenol), Elemol (Sesquiterpen), Dipenten, Limonen, Phellandren (Terpene).

Eigenschaften: Antiviral, auswurffördernd, bakterizid, balsamisch, fungizid, kräftigend, schmerzlindernd, wundheilend.

Bitte beachten: Kann empfindliche Haut reizen.

Geist und Seele: Kann erdend, und zugleich stimmungshebend wirken, vermittelt ein Gefühl des Friedens und ist durchaus ein hilfreiches Nervenberuhigungsmittel.

Körper: Hat eine kräftigende Wirkung auf den Körper, da es das Immunsystem stimuliert. Hilfreich zu Beginn einer Krankheit, um generell den Körper zu stärken.

Katarrhe aller Art sprechen gut auf Elemi an, das allgemein auf Erkältungskrankheiten einen regulierenden Einfluß hat. Kann verschleimte Lungen freimachen und übermäßige Schleimabsonderungen verringern.

Verhindert übermäßige Körpersekretionen, z. B. auch Schweiß. Außerdem wird ihm eine kräftigende und reinigende Wirkung auf die Harnwege zugeschrieben.

Wirkung auf die Haut: Wirkt ähnlich wie Myrrhe, nämlich kühlend und austrocknend. Hilfreich bei chronischen Hautleiden, z. B. Geschwüren, Pilzen und infizierten Wunden. Kann die Talgproduktion wieder ins Gleichgewicht bringen.

Paßt gut zu: Galbanum, Ingwer, Kardamom, Lavendel, Litsea cubeba, Melisse, Orange, Rosengeranie, Rosenholz, Weihrauch.

Estragon

Pflanze/Teil:	Kraut/blühende Pflanze
Botanischer Name:	Artemisia dracunculus
Familie:	Compositae
Note:	Kopf
Planet:	Mars
Extraktion:	Destillation

Duft: Frisch, anisartig und würzig.

Beschreibung: Estragon gedeiht am besten in der Nähe von Wasserläufen. Der holzige Stengel wird bis zu 90 cm hoch und hat locker angeordnete, schmale olivgrüne Blätter und winzige weißgraue Blüten. Die Pflanze stammt ursprünglich aus dem Mittleren Osten. Trotzdem wurde das Öl eine Zeitlang aus Rußland eingeführt. In neuerer Zeit wird vorrangig das französische Öl verwendet, das qualitativ besser sein soll.

Geschichte und Mythos: Estragon kam durch die Mauren nach Spanien und war ab dem 16. Jahrhundert in Großbritannien bekannt. Der Name der Pflanze ist von dem arabischen *tharkhoum* und dem lateinischen *dracunculus* abgeleitet, das »kleiner Drache« bedeutet – da die Wurzel sich wie ein Drache zusammenrollt. Sie wurde vor allem zur Behandlung von Bissen durch Schlangen und tollwütigen Hunden verwendet.

Der Legende zufolge wurde die Pflanze nach Artemis benannt, der griechischen Göttin der Jagd und der Geburt. Das beliebte Küchenkraut ist Bestandteil von Estragonessig, Sauce tatare und salzfreien Diäten. Es ist reich an den Vitaminen A und C und wurde in der Vergangenheit zur Behandlung von Skorbut verwendet; die Wurzel war bei Zahnschmerzen hilfreich. Der Pflanze wurde auch eine krebsheilende Wirkung zugeschrieben. Neben ihrer Verwendung als Heilmittel ist sie außerdem Bestandteil französischer Parfüms.

Chemische Bestandteile: Methylchavicol (Phenol), Ocimen, Phellandren (Terpene).

Eigenschaften: Abführend, anregend, antirheumatisch, antiseptisch, appetitanregend, blähungstreibend, harntreibend, krampflösend, magenstärkend, menstruationsfördernd, verdauungsfördernd, wurmtreibend.

Bitte beachten: Kann bei längerer Anwendung toxisch wirken und sollte in der Schwangerschaft gemieden werden.

Geist und Seele: Bringt das Leben wieder in Bewegung, vertreibt Apathie und Langeweile – gibt neuen Auftrieb.

Körper: Hilfreich bei chronischen Krankheiten. Ihm wird allgemein reinigende Wirkung zugeschrieben, was zum Teil auf die harntreibende Wirkung zurückgeht, durch die die Nieren gereinigt und zudem Schwierigkeiten beim Wasserlassen gelindert werden. Löst Harnsäureansammlungen auf, die zu Arthritis führen können.

Kann bei Rheuma und Neuralgien lindernd und schmerzstillend wirken.

Besitzt eine ausgeprägte Wirkung bei Verdauungsproblemen jeglicher Art. Regt den Appetit an und verhindert Übelkeit, Aufstoßen und Schluckauf. Wirkt abführend, unterstützt die Sekretion von Gallenflüssigkeit, die die Fettverdauung unterstützt.

Beeinflußt das Fortpflanzungssystem, reguliert unregelmäßige Monatsblutungen und lindert Menstruationsschmerzen. Möglicherweise günstig bei Unfruchtbarkeit.

Wirkung auf die Haut: Nützlich bei der Behandlung nässender Wunden.
Paßt gut zu: Angelika, Balsamtanne, Kamille, Karottensamen, Kiefer, Muskatellersalbei, Lavendel, Limette, Mandarine, Rosenholz, Verbene, Wacholder.

Eukalyptus

Pflanze/Teil:	Baum/Blätter
Botanischer Name:	Eucalyptus globulus
Familie:	Myrtaceae
Note:	Kopf
Planet:	–
Extraktion:	Destillation

Duft: Klar, scharf und durchdringend.

Beschreibung: Eukalyptus, der australische Gummibaum, kann eine Höhe von bis zu 90 m erreichen. Die harten Blätter haben die Form eines orientalischen Krummsäbels. Der Baum, der bevorzugt in malariagefährdeten Gebieten wächst, entzieht dem Boden sehr viel Feuchtigkeit, trocknet so das Land aus und sorgt damit für ein gesünderes Klima. Das Öl wird aus verschiedenen australischen Eukalyptusarten destilliert. Weitere Arten sind *Eucalyptus polybractrea, Eucalyptus dumosa* und *Eucalyptus radiata*; letztere weisen mehr kühlende Eigenschaften und einen kampferähnlichen Duft auf. *Eucalyptus maculata* und *Eucalyptus citriodora* besitzen einen zitrusartigen Duft.

Geschichte und Mythos: Eu und *kalypto* sind griechischen Ursprungs und bedeuten »gut« bzw. »bedecken«, womit die Bedeckung der Staubgefäße gemeint war. Die australischen Aborigines nannten den Baum *kino* und verwendeten die Blätter als Verband bei schweren Verwundungen.

Der Baum wurde um 1788 als Zierbaum in Europa eingeführt; da er ein Gift an den Boden abgibt, hemmt er das Wachstum anderer Pflanzen in seiner Umgebung. Das erste nach England exportierte Eukalyptusöl – es wurde aus *Eucalyptus piperita* gewonnen – wurde aufgrund seiner beruhigenden Wirkung bei Verdauungsbeschwerden als »Sydney-Pfefferminze« bezeichnet.

Chemische Bestandteile: Citronellal (Aldehyd), Cineol (Keton), Camphen, Fenchen, Phellandren, Pinen (Terpene).

Eigenschaften: Anregend, antirheumatisch, antiseptisch, antiviral, auswurffördernd, bakterizid, balsamisch, blutreinigend, desodorierend, entzündungshemmend, fiebersenkend, harntreibend, hautrötend, insektizid, krampflösend, schleimlösend, schmerzlindernd, vernarbungsfördernd, wundheilend, wurmtreibend.

Bitte beachten: Sehr vorsichtig dosieren, da es ein starkes Öl ist. Wer unter Bluthochdruck oder Epilepsie leidet, sollte das Öl in jedem Fall meiden. Kann die Wirkung homöopathischer Medikamente zunichte machen.

Geist und Seele: Hat eine beruhigende Wirkung auf die Gefühle. Macht den Kopf frei, wirkt konzentrationsfördernd und stärkt das Nervensystem.

Körper: Die antivirale Wirkung kann die Atemwege günstig beeinflussen, denn sie lindert Entzündungen und ist schleimlösend. Besonders gut bei Grippe, Infektionen im Rachen, Husten, Katarrh, Nebenhöhlenentzündungen, Asthma, Tuberkulose. Macht bei Erkältungen und Heuschnupfen den Kopf frei. Ausgezeichnete Wirkung bei ansteckenden Krankheiten. Hilfreich bei allen Arten von Fieber, senkt die Temperatur, wirkt kühlend und desodorierend. Vermindert die schmerzhaften Auswirkungen einer Migräne und ist empfehlenswert bei Scharlach, Dysenterie, Typhus, Diphtherie, Malaria und Windpocken.

Besitzt einen günstigen Einfluß auf den Urogenitaltrakt, z. B. bei Blasenentzündungen. Soll Gallensteine auflösen und ist zur Behandlung von Nierenentzündungen, Gonorrhö und Diabetes eingesetzt worden. Auch bei Hämorrhagien soll es heilend wirken.

Kann in Kombination mit Zitrone und Wacholder Rheumabeschwerden lindern. Im allgemeinen hilfreich bei Muskelschmerzen, Neuralgien (Nervenschmerzen) und eitrigen Absonderungen.

Soll Insektenstiche und andere Tiergifte neutralisieren.

Wirkung auf die Haut: Nützlich bei Hautausschlägen, z. B. Herpes, und gut bei Verbrennungen; verhindert die Vermehrung von Bakterien und die durch sie bedingte Eiterbildung, was den Aufbau neuen Gewebes unterstützt. Schnitt- und sonstige Wunden, Geschwüre und Entzündungen sprechen gut auf das Öl an. Beseitigt Rötungen der Haut aufgrund von Blutüberfülle.

Paßt gut zu: Benzoe, Kiefer, Koriander, Lavendel, Lemongrass, Melisse, Thymian, Wacholder, Zitrone.

Fenchel

Pflanze/Teil:	Kraut/Samen
Botanischer Name:	Foeniculum vulgare
Familie:	Umbelliferae
Note:	Kopf bis Herz
Planet:	Merkur
Extraktion:	Destillation

Duft: Blumig, krautig und leicht würzig.

Beschreibung: Die bis zu 1,50 m hohe Pflanze besitzt buschige grüne, fiedrige Blätter und längliche Früchte. Die gelben Blüten sind besonders bei Bienen beliebt. Sie wächst vor allem im Mittelmeerraum, wo auch der größte Teil des Öls hergestellt wird. *Foeniculum* stammt von dem lateinischen *foenum*, das »Heu« bedeutet.

Geschichte und Mythos: Der Fenchel war schon bei den alten Chinesen als Heilmittel gegen Schlangenbisse sehr beliebt. Ägypter und Römer erkannten seine magenwirksamen und entgiftenden Eigenschaften und betrachteten ihn außerdem als Sinnbild der Schmeichelei. Man hielt ihn für hilfreich bei verschiedenen Augenleiden, sogar bei grauem Star. Ebenso wie Dill fand die Pflanze Verwendung bei Magenkrämpfen von Kleinkindern. Im Mittelalter war sie in England als *fenkle* bekannt; man nahm an, sie würde vor bösen Geistern und Hundeflöhen schützen.

Chemische Bestandteile: Anissäure, Kuminsäure (Aldehyde), Fenchon (Keton), Anethol, Methylchavicol (Phenole), Camphen, Dipenten, Limonen, Phellandren (Terpene).

Eigenschaften: Abführend, anregend, antiseptisch, appetitanregend, auswurffördernd, blähungstreibend, entgiftend, entzündungshemmend, harntreibend, insektizid, kräftigend, krampflösend, magenwirksam, menstruationsfördernd, milchtreibend, milzstärkend, schweißtreibend, Schwellungen reduzierend, wurmtreibend.

Bitte beachten: Ein starkes Öl, das bei Überdosierung leicht toxisch wirken kann. Kann die Haut sensibilisieren. Schwangere und Epileptiker sollten es meiden.

Geist und Seele: Soll in Zeiten der Not Kraft und Mut und generell ein langes Leben verleihen.

Körper: Ausgezeichnet zur Reinigung des Körpers von innen, da es den Organismus von nahrungs- und alkoholbedingten Toxinen befreit. Gut bei einem Kater, stärkt Leber, Nieren und Milz. Neutralisiert die Gifte von Insektenstichen und Schlangenbissen. Aufgrund der harntreibenden Wirkung wirkungsvoll bei Schlankheitskuren und Zellulitis. Soll außerdem Nierensteine auflösen.

Besitzt eine günstige Wirkung bei Magenleiden, weil es die Verdauung anregt. Lindert aufgrund des beruhigenden Einflusses auf das Nervensystem Verdauungsbeschwerden. Hilfreich bei Aufstoßen, Übelkeit, Erbrechen und Koliken. Der reinigende Einfluß auf den Darm hilft Verstopfungen und Blähungen zu beseitigen.

Kann aufgrund seiner krampflösenden, auswurffördernden Wirkung bei Erkältungskrankheiten, Bronchitis und Keuchhusten nützlich sein.

Soll das Drüsensystem aktivieren, da es das Hormon Östrogen imitiert, was bei prämenstrueller Spannung, spärlicher Regelblutung, Wechseljahrsbeschwerden und schwacher Libido von

Nutzen ist. Bekannt dafür, den Milchfluß bei stillenden Müttern anzuregen.
Wirkung auf die Haut: Reinigend, belebend, verzögert angeblich die Faltenbildung.
Paßt gut zu: Basilikum, Lavendel, Rose, Rosengeranie, Rosmarin, Sandelholz, Zitrone.

Galbanum

Pflanze/Teil:	Strauch/Rinde
Botanischer Name:	Ferula galbaniflua
Familie:	Umbelliferae
Note:	Kopf
Planet:	Sonne
Extraktion:	Destillation

Duft: Moschusartig, erinnert an feuchte Wälder und frische Mohnsamen.

Beschreibung: Der im Mittleren Osten, besonders im Iran und am östlichen Mittelmeerrand heimische Strauch sondert je nach Standort ein hartes oder ein weiches Harz ab. Aus dem schwach grünlichen Gummiharz, das auf natürliche Weise oder durch an der Basis der Schößlinge angebrachte Einschnitte austritt, wird das Öl destilliert. Das aus Turkistan stammende Öl *Ferula ceratophylla* wird aus den Blüten gewonnen.

Geschichte und Mythos: War in alten Zeiten ein berühmtes Räuchermittel. Wirkt leicht narkotisierend und wird oft bei Meditationsübungen verwendet. Die Bibel spricht in Exodus 30,34 davon, daß es zusammen mit Weihrauch, Balsam und Staktetropfen im Allerheiligsten verwendet wurde.

Die Ägypter benutzten Galbanum aufgrund seiner stark konservierenden Eigenschaften zum Einbalsamieren. Heute verwendet man es als Fixativ und als Zutat zu »orientalischen« Parfüms. Dr. Arnold Taylor weist in *Aromatherapy for the whole Person* darauf hin, daß das Öl eher von älteren als von jüngeren Menschen angewendet werden sollte.

Chemische Bestandteile: Borneol, Guaiol, Linalool, Terpineol (Alkohole), Carvon (Keton), Cadinen, Cadinol (Sesquiterpene), Caren, Limonen, Myrcen, Pinen, Terpinolen (Terpene).
Eigenschaften: Anregend, auswurffördernd, blähungstreibend, harntreibend, krampflösend, menstruationsfördernd, schmerzlindernd, Schwellungen reduzierend, wundheilend.
Bitte beachten: Sollte auf jeden Fall in der Schwangerschaft gemieden werden, da es menstruationsfördernd wirkt. Der lange haftende Duft kann leicht berauschend wirken und Kopfschmerzen verursachen oder die Schleimhäute reizen.
Geist und Seele: Steht im Ruf, seelische Blockaden zu beseitigen, und kann daher erdend wirken. Schwankende Stimmungen werden ins Lot gebracht und nervöse Anspannungen abgebaut.
Körper: Im allgemeinen wirksam bei chronischen Krankheiten. Ist lange Zeit gegen hartnäckige Infektionen der Lunge eingesetzt worden; löst den Schleim und lindert lästigen Husten. Wirkt insgesamt wohltuend auf die Atemwege, besonders hilfreich zur Beruhigung von Bronchialkrämpfen.
Sehr günstiger Einfluß auf das Fortpflanzungssystem, z. B. bei ausbleibender Blutung, Menstruationskrämpfen und Wasserverhaltung. Wechseljahrsbeschwerden, u. a. Reizbarkeit und Hitzewallungen, werden erträglicher.
Die schmerzlindernden und krampflösenden Eigenschaften kommen bei Rheuma und Muskelkrämpfen zum Tragen.
Wirkung auf die Haut. Wohltuend bei Entzündungen, Schwellungen, Wunden und Abszessen, oft auch als »letzte Hilfe« verwendet. Kann dazu beitragen, reife Haut elastischer zu machen.
Paßt gut zu: Citronella, Elemi, Ingwer, Jasmin, Kiefer, Palmarosa, Rose, Rosengeranie, Tagetes, Verbene, Weihrauch, Ylang-Ylang.

Gewürznelke

Pflanze/Teil:	Baum/Knospe
Botanischer Name:	Eugenia caryophyllata
Familie:	Myrtaceae
Note:	Basis
Planet:	Jupiter
Extraktion:	Destillation

Duft: Stark, würzig und durchdringend.

Beschreibung: Der immergrüne, säulenförmige Baum wird bis zu 9 m hoch und gedeiht eher an Lichtungen als im Schatten anderer Bäume. Die nagelförmigen Blütenknospen sind rötlichbraun, die Blätter klein und grau. Der Baum ist auf den Molukken und in Indonesien beheimatet, wächst aber auch auf Sansibar, Madagaskar und Java. Der Großteil des Öls kommt aus Sri Lanka.

Geschichte und Mythos: Wurde wegen seiner medizinischen Qualitäten von Griechen, Römern und Chinesen gleichermaßen geschätzt – letztere kauten Gewürznelken, um Zahnschmerzen zu lindern, oder auch um Mundgeruch zu beseitigen. Es wird bereits sehr lange als Antiseptikum verwendet. Ebenso als Prophylaxe bei ansteckenden Krankheiten, z. B. der Pest, fand es Anwendung. Diese vorbeugende Wirkung wurde bestätigt, als die Holländer die Nelkenbäume auf den Molukken zerstörten – danach kam es zum Ausbruch zahlreicher Epidemien. Die getrockneten Blütenknospen wurden zu einem wertvollen Gewürz, das Portugiesen und Franzosen importierten. Mit Nelken gespickte Orangen sind noch immer ein volkstümlicher Insektenschutz. Aufgrund ihres Dufts ist die Gewürznelke ein häufiger Bestandteil von Potpourris und Zahnpasten. Ihre verdauungsfördernden Eigenschaften wurden speziell in Indien geschätzt, wie auch ihre aphrodisische Wirkung. Ebenso in Parfüms mit vorwiegend würziger Note ist sie enthalten. Glühwein und Spirituosen werden noch immer mit Gewürznelken verfeinert. Die ausgiebige pharmazeutische Verwendung beruht auf der antiseptischen und bakteriziden Wirkung.

Chemische Bestandteile: Furfurol (Aldehyd), Methylsalicylat (Ester), Eugenol (Phenol), Caryophyllen (Sesquiterpen), Pinen (Terpen).

Eigenschaften: Anregend, antiseptisch, aphrodisisch, appetitanregend, blähungstreibend, brennend, desinfizierend, entbindungsfördernd, gegen Übelkeit und Erbrechen, gebärmutterstärkend, insektizid, krampflösend, magenwirksam, milzstärkend, schmerzbetäubend, schmerzlindernd (auch bei Zahn- und Nervenschmerzen), vernarbungsfördernd, wurmtreibend.

Bitte beachten: Ein sehr starkes Öl, das umsichtig benutzt werden sollte – nicht für Massagen geeignet, da es die Haut reizen kann.

Geist und Seele: Hat eine positive, anregende Wirkung auf die Gedanken, verbessert die Gedächtnisleistung und hilft bei Depressionen. Die stimmungsaufhellenden Eigenschaften sind nützlich, wenn man sich schwach und lethargisch fühlt.

Körper: Hat eine wohltuende Wirkung auf das Verdauungssystem und ist bekannt dafür, Blähungen zu lindern. Hilfreich bei Erbrechen, Durchfall, Darmkrämpfen, Dyspepsie und Darmparasiten. Beseitigt Mundgeruch. Stärkt Nieren, Magen und Milz und wirkt generell kräftigend bei Darmbeschwerden.

Die schmerzlindernden Eigenschaften sind günstig bei Zahnschmerzen, Rheuma, Arthritis, Mundgeschwüren und Spannungskopfschmerzen. Wird zumeist bei lokalen Beschwerden angewendet, da es hier die beste Wirkung erzielt.

Lindert Atembeschwerden und ist auch bei Tuberkulose, Asthma und Bronchitis verwendet worden. Wertvoll zum Desinfizieren der Luft bei ansteckenden Krankheiten. Ist zudem ein ausgezeichnetes Bakterizid – das häufige Versprühen im Winter fördert die Widerstandsfähigkeit gegen Keime.

Die aphrodisische Wirkung kann bei sexuellen Problemen, z. B. Impotenz und Frigidität, hilfreich sein. Lindert offenbar bei einer Entbindung die Schmerzen.

Ist mit Orange und Zitrone gemischt ein hervorragendes Insektenschutzmittel.

Wirkung auf die Haut: Hilft bei infizierten Wunden, Hautentzündungen, Beingeschwüren und der chronischen Hautkrankheit Lupus.

Paßt gut zu: Basilikum, Benzoe, Citronella, Grapefruit, Muskat, Orange, Pfefferminze, Rosmarin, schwarzem Pfeffer, Zimt, Zitrone.

Grapefruit

Pflanze/Teil:	Baum/Schale
Botanischer Name:	Citrus paradisi
Familie:	Rutaceae
Note:	Kopf
Planet:	–
Extraktion:	Auspressen

Duft: Süß, scharf und erfrischend.

Beschreibung: Der Baum mit den glänzenden Blättern besitzt weiße Blüten und gelbe Früchte, die aussehen wie Bündel dicker Trauben. Die Öldrüsen sind tief in die Schale eingebettet; im Vergleich zu Orange und Zitrone ist die Ölausbeute allerdings gering. Ein kleiner Teil des Öls wird durch Destillation gewonnen. Darunter leidet aber die Qualität des Öls. Am besten wird es, wenn die Schale ausgepreßt wird. Der größte Teil des ätherischen Öls kommt aus Israel, Brasilien und den USA.

Geschichte und Mythos: Der aus Asien stammende Baum wird im Mittelmeerraum oft als Zierbaum angepflanzt und soll das Ergebnis einer Orangenkreuzung sein. Es heißt auch, der Baum wäre im 18. Jahrhundert zuerst auf den Westindischen Inseln angepflanzt worden. Um 1930 kam das Öl in Florida zum erstenmal auf den Markt; die USA sind auch heute noch der größte Lieferant. Das Öl ist ein beliebter Zusatz in Nahrungsmitteln, Kosmetika und Parfüms.

Chemische Bestandteile: Geraniol, Linalool (Alkohole), Citral (Aldehyd), Limonen, Pinen (Terpene).

Eigenschaften: Anregend, antidepressiv, antiseptisch, appetitanregend, desinfizierend, harntreibend, kräftigend, Schwellungen reduzierend.

Bitte beachten: Hautreizungen sind möglich, wenn man sich nach der Behandlung starkem Sonnenlicht aussetzt.

Geist und Seele: Hat eine allgemein stimmungsaufhellende, belebende Wirkung, daher wertvoll bei Streß. Wirkt stabilisierend bei manischer Depression, was an einen ausgleichenden Einfluß auf das Zentralnervensystem denken läßt. Kann euphorisierend und leicht hypnotisch wirken.

Körper: Regt die Lymphe an, nährt die Zellen und reguliert die Flüssigkeitsprozesse. Kann Fettleibigkeit und Wasserverhaltung beeinflussen und ist aufgrund der harntreibenden Eigenschaften auch hilfreich bei Zellulitis. Regt die Sekretion von Gallenflüssigkeit an, die die Fettverdauung unterstützt und so beim Abspecken hilft.

Kann jedoch auch den Appetit anregen, was auf einen kräftigenden Einfluß auf den Verdauungsapparat hinweist. Kann unterstützend bei Drogenentzug verwendet werden, da es die Nieren und das Gefäßsystem reinigt. Der allgemein lösende Effekt kann auch Gallensteine beseitigen. Soll die Leber stärken.

Hat allgemein eine beruhigende Wirkung auf den Körper, denn auch Migräne, prämenstruelle Spannungen und unangenehme Empfindungen während der Schwangerschaft werden gelindert. Scheint auch gut gegen die Folgen eines Jetlag, Kopfschmerzen und Müdigkeit, zu sein.

Stellt nach Ohrinfektionen den Gleichgewichtssinn wieder her.

Paßt gut zu: Basilikum, Bergamotte, Citronella, Jasmin, Kamille, Lavendel, Palmarosa, Rose, Rosengeranie, Rosenholz, Weihrauch, Ylang-Ylang, Zeder.

Guajakholz

Pflanze/Teil:	Baum/Kernholz
Botanischer Name:	Guaiacum officinale
	Guaiacum sanctum
	Bulnesia sarmienta
Familie:	Zygophyllaceae
Note:	Basis
Planet:	–
Extraktion:	Destillation

Duft: Schwer, stark und erdig, mit rauchigen Vanilleuntertönen.

Beschreibung: Bulnesia sarmienta stammt aus Südamerika und liefert das meiste Ölharz der verschiedenen Guajakbäume. Ein geringer Teil des Öls wird auch aus *Guaiacum sanctum* gewonnen, einer in Südflorida und auf den Bahamas beheimateten Art. Der kleine, etwa $3^{1}/_{2}$ m hohe Baum hat hellgrüne Blätter, eine weiße Rinde, ein grünlich-braunes Kernholz und blaue Blüten. Obwohl das Harz auf natürliche Weise austritt, wird manchmal auch nachgeholfen, indem man die Holzscheite anzündet und dann das geschmolzene Harz einsammelt. Das Öl ist bei Zimmertemperatur fest und muß meist erhitzt werden, damit es flüssig wird.

Geschichte und Mythos: Ist als »Paolo Santo« oder »Heiliger Baum« bekannt, was auf die Verwendung bei magischen oder auch religiösen Zeremonien hinweist. Die Bewohner Paraguays erkannten jedoch seinen Wert bei der Behandlung schwerer Krankheiten, z. B. von Krebs und Syphilis, der seinen »schweißtreibenden« Eigenschaften zugeschrieben wurde. Das Kernholz wird zur Fertigung von Schalen und anderen dekorativen Gegenständen verwendet. Um 1891 wurde das Holz zum erstenmal nach Europa zur Ölextraktion verschifft; in Paraguay begann die Destillation kurz vor dem Zweiten Weltkrieg.

Der Wert des Öls als Fixativ in Parfüms ist bekannt; vor Jahren streckte man Rosenöl mit ihm. Ist auch Bestandteil von Seifen, wenn zur Herstellung Rosenkompositionen verwendet werden.

Chemische Bestandteile: Bulnesol, Guaiol (Alkohole).

Eigenschaften: Abführend, adstringierend, antirheumatisch, aphrodisisch, balsamisch, entzündungshemmend, harntreibend, schweißtreibend.

Bitte beachten: Kann Mattigkeit verursachen und die Konzentration beeinträchtigen; der lange haftende Duft sagt nicht jedem zu.

Geist und Seele: Wirkt entspannend und fördert die Hingabe, daher hilfreich beim Meditieren. Kann nervöse Anspannungen abbauen.

Körper: Die hervorragende schweißtreibende Wirkung unterstützt die Ausscheidung von Blutunreinheiten. Da es besonders wirkungsvoll bei Entzündungen ist, wird es seit langem bei Gicht und chronischer Polyarthritis eingesetzt. Fördert auch das Schwitzen bei fieberhaften Erkältungen, beruhigt die Rachenschleimhaut und lindert Mandelentzündung.

Wirkt stimulierend auf die Körperflüssigkeiten, möglicherweise hilfreich bei sexuellen Schwierigkeiten, z. B. fehlender vaginaler Sekretion während der Wechseljahre, wodurch der Geschlechtsverkehr schmerzhaft werden kann. Kann auch schmerzhafte Regelblutungen erträglicher machen.

Hat eine positive Wirkung auf ein träges Urogenitalsystem, bringt die Dinge wieder in Bewegung, da es harntreibend und abführend wirkt.
Wirkung auf die Haut: Wirkt gewebestraffend, daher empfehlenswert für ältere Haut.
Paßt gut zu: Benzoe, Bergamotte, Citronella, Elemi, Grapefruit, Jasmin, Lavendel, Palmarosa, Patchouli, Rose, Rosengeranie, Sellerie, Weihrauch, Ylang-Ylang, Zitrone.

Immortelle

Pflanze/Teil:	Strauch/Blüten
Botanischer Name:	Helichrysum angustifolium
Familie:	Compositae
Note:	Basis
Planet:	–
Extraktion:	Destillation/Lösungsmittelextraktion

Duft: Sehr holzig, leicht würzig.

Beschreibung: Die wild wachsende Pflanze, die in vielen Unterarten auftritt, ist auch als »Italienische Strohblume« bekannt. Sie hat dunkelgelbe Blüten und silbergrüne, nach Pfeffer riechende Blätter; der Stengel wird bis zu 60 cm hoch. Das ätherische Öl kommt hauptsächlich aus Europa, vor allem aus Italien, Frankreich und dem ehemaligen Jugoslawien. Das qualitativ beste Öl erhält man, wenn das Pflanzenmaterial innerhalb von 24 Stunden nach der Ernte destilliert wird; bei jüngeren Pflanzen ist die Ölausbeute größer.

Geschichte und Mythos: In Dalmatien begann man 1908 mit der Herstellung von Immortellen-Öl. *Helichrysum stoechas*, eine andere Art, besitzt ähnliche chemische Eigenschaften; die beiden Pflanzen wurden oft zusammen destilliert. Durch die Verwendung von Lösungsmitteln entsteht ein sogenanntes »absolutes Öl«; die Herstellung findet hauptsächlich in der Gegend von Grasse in Frankreich statt. Die Pflanze ist sehr beliebt in Trockenblumensträußen.

Chemische Bestandteile: Geraniol, Linalool, Nerol (Alkohole), Nerylacetat (Ester), Pinen (Terpen).

Eigenschaften: Adstringierend, antiviral, auswurffördernd, bakterizid, beruhigend, entzündungshemmend, erweichend, fungizid, galletreibend, harntreibend, krampflösend, leberstärkend, milzstärkend, zellerneuernd.

Geist und Seele: Lindert die Folgen von Schock und hilft bei Angstzuständen und Phobien. Soll auch Depressionen heilen helfen.

Körper: Ein verjüngendes Öl, das das Zellwachstum anregt und so dazu beiträgt, Gewebe aufzubauen und den Organen neue Energie zu geben; verbessert auch den Energiefluß in den Meridianen, jenen unsichtbaren Kanälen, die den Körper durchziehen.

Befreit den Körper von Candida-Pilzen, die oft gedeihen, wenn die Lebenskraft schwach ist. Kurbelt das Immunsystem an, dämmt daher Infektionen und Allergien ein. Soll den Blutdruck regulieren.

Generell hilfreich für die Atemwege, heilsam bei fieberhaften Erkältungen, Grippe, Bronchitis, Husten und Asthma. Fördert die Schleimsekretion der Lunge. Wirkt entspannend und schlaffördernd.

Sehr wirksam im Bereich der Verdauungsorgane: Vermindert Stauungen in Leber und Milz, bekämpft Gallenblasenbeschwerden und reguliert die Sekretion der Bauchspeicheldrüse und Gallenblase.

Lindert insbesondere rheumatische Beschwerden und wirkt wohltuend bei unspezifischen Schmerzen am ganzen Körper. Kann hartnäckige Kopfschmerzen und Migräne beseitigen helfen. Soll Blasenentzündung und Herpes simplex günstig beeinflussen.

Wirkung auf die Haut: Regeneriert die Zellen genauso effizient wie Lavendel, hat aber nicht denselben Einfluß auf die Psyche. Unterstützt die Heilung von Narben, Akne, Dermatitis, Furunkeln und Abszessen; einer Mischung mit Bergamotte, Lavendel und Schafgarbe wird auch die Heilung von Schuppenflechte nachgesagt. Fußpilz und Tinea sprechen gut auf die fungiziden Eigenschaften an.

Paßt gut zu: Bergamotte, Kamille, Lavendel, Mandarine, Orange, Petitgrain, Rose, Rosengeranie, Rosenholz, Schafgarbe, Weihrauch.

Ingwer

Pflanze/Teil:	Kraut/Rhizom
Botanischer Name:	Zingiber officinale
Familie:	Zingiberaceae
Note:	Kopf
Planet:	Mars
Extraktion:	Destillation

Duft: Würzig, scharf, warm und angenehm, sehr lebendig mit einer Spur Zitrone und Pfeffer.

Beschreibung: Die ursprünglich aus Indien, China und Java stammende Pflanze wird mittlerweile in den meisten tropischen Ländern zur kommerziellen Nutzung angebaut. Die kriechende Wurzel der mehrjährigen Pflanze treibt aufrechte, schilfähnliche Stengel aus, auf denen weiße Blüten aufsitzen. Das beste Aroma hat angeblich der Jamaika-Ingwer.

Geschichte und Mythos: Das zu allen Zeiten sehr geschätzte Gewürz gehörte auch zum griechischen und arabischen Arzneimittelschatz. Die getrocknete Wurzel war ein beliebtes Gewürz, galt als aromatisches Stimulans und wurde als Heilmittel gegen Malaria verwendet. Die Chinesen schätzten sie wegen ihrer schleimlösenden und herzstärkenden Wirkung. Es ist nicht genau bekannt, wann der Ingwer in Europa eingeführt wurde, man vermutet zwischen dem 10. und 15. Jahrhundert. Obwohl er verschiedene Namen erhielt, läßt sich der Ingwer doch eindeutig zuordnen. Die Griechen nannten ihn *Ziggiber* und schätzten seinen wärmenden Einfluß auf den Magen und seine neutralisierende Funktion bei Vergiftungen. In Sanskritschriften erscheint er als *Srngavera*; das Wort »Ingwer« stammt von dem lateinischen *Zingiber*. Es heißt auch, der Name würde sich von dem Distrikt »Gingi« in Indien ableiten, wo der Ingwer als Tee bei Magenverstimmungen getrunken wird.

Chemische Bestandteile: Borneol (Alkohol), Citral (Aldehyd), Cineol (Keton), Zingiberen (Sesquiterpen), Camphen, Limonen, Phellandren (Terpene).

Eigenschaften: Abführend, anregend, antiseptisch, aphrodisisch, appetitanregend, auswurffördernd, blähungstreibend, brechreizlindernd, fiebersenkend, hautrötend, kräftigend, magenwirksam, schmerzlindernd, schweißtreibend, Skorbut bekämpfend.

Bitte beachten: Kann empfindliche Haut reizen.

Geist und Seele: Vermittelt ein Gefühl der Wärme, wenn man sich innerlich kalt und lustlos fühlt. Schärft die Sinne und unterstützt das Gedächtnis. Wirkt sehr aufmunternd, daher angezeigt bei Müdigkeit. Anregend, aber auch erdend.

Körper: Besonders hilfreich, wenn zu viel Feuchtigkeit im Körper ist, z. B. bei Katarrh, Grippe und laufender Nase. Lindert Halsschmerzen und hilft bei Mandelentzündung. Obwohl es ein wärmendes Öl ist, das vor allem feuchtigkeitsbedingte Beschwerden bekämpft, wirkt es auch fiebersenkend, da es die Aktivität der Schweißdrüsen anregt, was wiederum den Körper abkühlt. Auch hilfreich zur Regulierung eines durch Erkältungskrankheiten gestörten Menstruationszyklus.

Kräftigt und beruhigt das Verdauungssystem und fördert die Magensaftsekretion. Günstig bei Appetitverlust, schmerzhafter Verdauung, Blähungen, Durchfall und Skorbut (bedingt durch eine unpassende, Vitamin-C-arme Ernährung). Gut gegen Übelkeit, Kater, Reise- und Seekrankheit.

Die schmerzlindernden Eigenschaften helfen bei Arthritis- und Rheumaschmerzen, Krämpfen, Verstauchungen und Muskelkrämpfen, besonders im unteren Rücken.

Regt den Kreislauf an und kann Angina pectoris lindern – ein schmerzhaftes Engegefühl in der Herzgegend. Hilfreich bei Frostbeulen, hohem Cholesterinspiegel und Krampfadern.

Wurde lange Zeit als Aphrodisiakum gepriesen und galt daher als wertvolles Heilmittel bei Impotenz. Eine Mischung mit Zimt, Koriander und Rosmarin soll Wunder wirken. Wird auch nach der Entbindung empfohlen, da es verbliebene Blutgerinnsel auflöst.

Gut für die Sehkraft – obwohl kein ätherisches Öl direkt in diesem empfindlichen Bereich angewendet werden sollte. Zur Verbesserung des Hörvermögens und der Schärfung der Sinne im allgemeinen empfohlen.

Wirkung auf die Haut: Beseitigt Prellungen, Entzündungen und Karbunkel.

Paßt gut zu: Elemi, Eukalyptus, Gewürznelke, Kajeput, Kardamom, Koriander, Kümmel, Limette, Lorbeer, Myrte, Orange, Rosengeranie, Rosmarin, Spearmint, Verbene, Weihrauch, Zimt, Zitrone.

Jasmin

Pflanze/Teil:	Baum/Blüten
Botanischer Name:	Jasminum grandiflorum
Familie:	Jasminaceae
Note:	Herz bis Basis
Planet:	Jupiter
Extraktion:	Enfleurage/Lösungsmittelextraktion

Duft: Süß, blumig und exotisch – leicht berauschend.

Beschreibung: Die zarten und weißen Blüten dieses Kletterbaumes werden nachts gepflückt, wenn ihr Duft am intensivsten ist. Der bis zu 6 m hohe Baum stammt aus dem Iran und Nordindien, wird heute aber auch in Algerien, Marokko, Ägypten, Italien und Frankreich kultiviert, woher das beste Öl kommt. Der Extraktionsvorgang ist schwierig und verlangt großes Können. Zur Herstellung des Öls sind riesige Blütenmengen erforderlich, weshalb es sehr teuer ist. Die unschöne Folge davon ist, daß es oft verfälscht wird.

Geschichte und Mythos: Der »König der Blütenöle« hatte einen ausgezeichneten Ruf als Aphrodisiakum und wurde daher den Liebestränken beigemischt. Auch schrieb man ihm die Kraft, Gonorrhö und Prostataprobleme zu heilen, zu. In Indien wird Jasmin zum Beduften von Salben und in Zeremonien verwendet; so schmückt man Gäste oft mit Armbändern und Halsketten aus den Blüten.

In der Türkei wird das Holz zur Herstellung von Tauverankerungen verwendet, während in China Jasmin in erster Linie als Tee geschätzt wird. In Indonesien verzieren Jasminblüten oft die verschiedensten Speisen. Nach Europa, genauer gesagt nach Spanien, wurde die Pflanze von den Arabern eingeführt. Als Duftessenz bei der Parfümherstellung findet Jasmin auch heute noch ausgiebige Verwendung.

Chemische Bestandteile: Benzyl, Farnesol, Geraniol, Nerol, Terpineol (Alkohole), Linalylacetat, Methylanthranilat (Ester), Jasmon (Keton), Eugenol (Phenol).

Eigenschaften: Antidepressiv, antiseptisch, aphrodisisch, beruhigend, entbindungsfördernd, erweichend, gebärmutterstärkend, krampflösend, milchtreibend.

Bitte beachten: Sollte nicht in der Schwangerschaft verwendet werden, erst kurz vor der Entbindung, da es dann die Wehen erleichtert. Übermäßige Verwendung kann die Körperflüssigkeiten durcheinander bringen. Die berauschende Wirkung kann die Konzentration beeinträchtigen. Der starke Duft spricht in jedem Fall für eine niedrige Dosierung.

Geist und Seele: Ist ein wertvolles Mittel bei schwerer Depression. Beruhigt die Nerven und vermittelt ein Gefühl der Wärme und Zuversicht. Ein Segen für Leute in helfenden Berufen, denn es gibt neue Energie und wirkt allgemein vitalisierend.

Körper: Ist wohl das Öl, das bei Entbindungen am meisten geschätzt wird. Es beschleunigt den Geburtsvorgang, da es die Kontraktionen verstärkt, bei gleichzeitiger Linderung der Schmerzen. Ausgezeichnet, um den Hormonhaushalt ins Lot zu bringen. Hilft bei postnataler Depression und kann dazu beitragen, zwischen Mutter und Kind eine innige Verbindung herzustellen. Es fördert zudem die Milchbildung.

Lindert außerdem Gebärmutterkrämpfe und Menstruationsschmerzen und gilt allgemein als hilfreich bei vaginalen Infektionen. Die anerkannte Effizienz bei sexuellen Problemen, z. B.

Impotenz, vorzeitige Ejakulation und Frigidität, läßt sich auf die stark entspannende Wirkung zurückführen. Soll auch impotenten Männern Hilfe bringen, da es die Zahl der Spermatozoen erhöht. Ist auch wohltuend für die Atemwege. Lindert Bronchialkrämpfe und reguliert und vertieft die Atmung. Wirkt beruhigend bei Reizhusten und Heiserkeit.
Empfiehlt sich zur Lockerung verspannter Gliedmaßen.
Wirkung auf die Haut: Dieses luxuriöse, aber sehr wirksame balsamische Tonikum eignet sich besonders für trockene und empfindliche Haut. Zeigt aber auch bei allen anderen Hauttypen seine wohltuende Wirkung. Eine Mischung mit Mandarine und Lavendel erhöht die Elastizität der Haut und wird oft verwendet, um Schwangerschaftsstreifen und Narben zu behandeln.
Paßt gut zu: Bergamotte, Guajakholz, Immortelle, Mandarine, Melisse, Neroli, Orange, Palmarosa, Rose, Rosengeranie, Rosenholz, Sandelholz, Weihrauch.

Kajeput

Pflanze/Teil:	Baum/Zweige und Blätter
Botanischer Name:	Melaleuca leucadendron
Familie:	Myrtaceae
Note:	Kopf
Planet:	–
Extraktion:	Destillation

Duft: Süß, grasartig und eher durchdringend.

Beschreibung: Der kräftige Baum mit dem verkrümmten Stamm und der weißlichen Rinde wächst bis zu 14 m hoch. Er stammt aus den Küstenebenen Malaysias, wächst aber auch auf den Philippinen, den Molukken und in Australien. Er verdrängt gern andere Bäume und ist sehr pflegeleicht, da er nach dem Abholzen spontan neu ausschlägt. *Caju-pute* bedeutet auf Malaysisch »Weißer Baum«; oft bezeichnet man ihn auch als »Weißen Teebaum«.

Geschichte und Mythos: Im Orient wird Kajeput ausgesprochen vielseitig verwendet, zum Kochen verschiedenster Gerichte genauso wie als Bestandteil zur Herstellung von Kosmetika und Parfüms. In Malaysia, Indien und China war er wegen seiner antiseptischen und desinfizierenden Wirkung lange Zeit ein beliebtes Hausmittel. Er galt als Allheilmittel bei Magenbeschwerden und Hautkrankheiten und wurde traditionell auch gegen Rheuma und Cholera verabreicht. Häufig fand er auch Verwendung als Raumspray zur Abwehr von Insekten und Wanzen. Im alten Indien war er unter dem Namen *Kayaputi* bekannt.

Chemische Bestandteile: Terpineol (Alkohol), Benzaldehyd (Aldehyd), Cineol (Keton), Dipenten, Limonen, Pinen (Terpene).

Eigenschaften: Anregend, antirheumatisch, antiseptisch, auswurffördernd, balsamisch, brustkorbwirksam, fiebersenkend, insektizid, krampflösend, schleimlösend, schmerzlindernd (auch bei Zahn- und Nervenschmerzen), schweißtreibend, vernarbungsfördernd, wurmtreibend.

Bitte beachten: Ein starkes Öl, das vorsichtig verwendet werden sollte. Kann Haut und Schleimhäute reizen.

Geist und Seele: Sehr anregend, klärt die Gedanken, vertreibt träge Gefühle und hilft, Körper und Geist ins Gleichgewicht zu bringen.

Körper: Ist ein hervorragendes Antiseptikum für die Atemwege. Die schweißtreibende Wirkung unterstützt die Heilung fieberhafter Erkältungen, da sie kühlend auf den Körper wirkt. Ein Tropfen des Öls im Badewasser fördert das Schwitzen, so daß die grippebedingten Schlacken abfließen können. Es ist auch wohltuend als Inhalation. Besonders empfehlenswert beim Einsetzen von Infektionen wie z. B. Erkältungen, Rachenkatarrhen, Kehlkopfentzündungen und Bronchitis. Soll generell chronische Lungenkrankheiten lindern helfen, sogar Asthma.

Lindert Koliken und Darmentzündungen, z. B. Dünndarmentzündung, Ruhr, Magenkrämpfe und nervöses Erbrechen, und beseitigt Darmparasiten. Hat generell eine antiseptische Wirkung auf den Harntrakt und findet daher bei Blasen- und Harnröhrenentzündung Verwendung.

Aufgrund seiner schmerzlindernden Eigenschaften wird es bei allen Formen von Schmerz eingesetzt. Außerdem bei Gicht, chronischem Rheuma, Muskelsteifheit und unspezifischen

Körperschmerzen. Soll das Hormon Östrogen imitieren und kann daher Wechseljahrsbeschwerden und Menstruationsschmerzen lindern.
Bekannt als Mittel gegen Insektenstiche und auch Kopfläuse. Flöhe und Läuse ergreifen schnell die Flucht, wenn Haustiere mit dem Öl eingerieben werden.
Wirkung auf die Haut: Soll bei chronischen Hautkrankheiten, z. B. Akne und Schuppenflechte, helfen.
Paßt gut zu: Angelika, Bergamotte, Birke, Gewürznelke, Immortelle, Kardamom, Lavendel, Muskat, Myrte, Niaouli, Rose, Rosengeranie, Rosenholz, Thymian.

Kamille

Pflanze/Teil:	Kraut/getrocknete Blüten
Botanischer Name:	Anthemis nobilis (Römische Hundskamille), Matricaria chamomilla (Deutsche Kamille)
Familie:	Compositae
Note:	Herz
Planet:	Sonne
Extraktion:	Destillation

Duft: Fruchtig, apfelähnlich.

Beschreibung: Die in Großbritannien heimische Kamille wird auch in Deutschland, Frankreich und Marokko angebaut. Die beiden Kamillenarten haben vieles gemeinsam. Sie sind etwa 30 cm hoch, haben weiße Blütenblätter mit gelben Blütenköpfchen und leicht pelzige Blätter. Die echte Kamille ist etwas kleiner. Die ätherischen Öle beider Arten enthalten Azulen (einen stark entzündungshemmenden Wirkstoff), das in der Pflanze selbst nicht vorkommt, sondern sich erst im Öl bildet. Das Öl der Deutschen Kamille enthält etwas mehr dieses Stoffs und ist von tiefblauer Farbe.

Geschichte und Mythos: Culpeper zufolge weihten die Ägypter die Pflanze der Sonne, weil sie Fieber (Hitze) heilte. Andere Quellen ordnen sie aufgrund ihrer kühlenden Wirkung als Mondpflanze ein. Sicher ist, daß die ägyptischen Priester ihre lindernden Eigenschaften bei nervösen Beschwerden kannten. Sie wirkt auch kräftigend auf ihre Nachbarpflanzen. Der Name ist von einem griechischen Wort abgeleitet, das »Erdapfel«

bedeutet, und das lateinische *nobilis* bezieht sich auf vornehme, d. h. heilkräftige Pflanzen. Die Kamille wurde schon immer in Shampoos benutzt, insbesondere, um blondem Haar Glanz zu verleihen und es zu festigen. Heute ist sie oft Bestandteil von Kosmetika und Parfüms. Kamillentee ist ein Volksheilmittel bei Verdauungsbeschwerden und fördert ebenso tiefen Schlaf. Soll auch bei Gelbsucht und Leberbeschwerden helfen.

Chemische Bestandteile: *Anthemis nobilis:* Angelicasäure, Methacrylsäure, Tiglinsäure (Säuren), Azulen (Sesquiterpen). *Matricaria chamomilla:* Kuminsäure (Aldehyd), Azulen (Sesquiterpen).

Eigenschaften: Antiallergen, antidepressiv, antirheumatisch, antiseptisch, beruhigend, blähungstreibend, brechreizlindernd, entzündungshemmend, erweichend, fiebersenkend, galletreibend, harntreibend, juckreizlindernd, kräftigend, krampflösend, leberstärkend, magenwirksam, menstruationsfördernd, milzstärkend, nervenstärkend, schmerzlindernd, schweißtreibend, verdauungsfördernd, vernarbungsfördernd, wundheilend, wurmtreibend.

Bitte beachten: Sollte, da es die Menstruation unterstützt, in den ersten Monaten einer Schwangerschaft nicht verwendet werden.

Geist und Seele: Sehr beruhigend, baut Angst, Anspannung und Besorgnis und Wutgefühle ab. Fördert die Entspannung, vermittelt Geduld und Frieden und vertreibt Sorgen. Beruhigt die Gedanken und ist daher oft hilfreich bei Schlaflosigkeit.

Körper: Hilft aufgrund seiner schmerzlindernden Wirkung bei dumpfen Muskelschmerzen, besonders wenn diese nervösen Ursprungs sind. Schmerzen im unteren Rücken können wirksam damit behandelt werden. Empfehlenswert bei Kopf-, Nerven-, Zahn- und Ohrenschmerzen.

Vielversprechend bei Menstruationsproblemen, da es den weiblichen Zyklus reguliert und Menstruationsschmerzen lindert. Ist ein beliebtes Mittel zur Verminderung der Reizbarkeit bei prämenstrueller Spannung und in den Wechseljahren. Beruhigt den Magen, lindert Magenschleimhautentzündung, Durchfall, Dickdarmentzündung, Magengeschwüre, Erbrechen, Blähungen und sonstige Entzündungen im Darmbereich. Soll bei Leberproblemen, Gelbsucht und Erkrankungen des Urogenitaltraktes helfen.

Zu verwenden bei wiederholten Infektionen, da es die Bildung weißer Blutkörperchen anregt, und damit das Immunsystem gestärkt wird. Unter Umständen ist es auch bei Anämie angezeigt.

Wirkung auf die Haut: Zu empfehlen bei Verbrennungen, Blasen, entzündeten Wunden, Geschwüren und Furunkeln. Kann bei Dermatitis, Akne, Herpes, Schuppenflechte, überempfindlicher Haut sowie allergischen Beschwerden helfen. Beseitigt geplatzte Äderchen, verbessert die Elastizität der Haut. Gut für trockene und juckende Haut und strafft das Gewebe. Generell ein ausgezeichnetes Mittel zur Reinigung der Haut.

Paßt gut zu: Angelika, Benzoe, Bergamotte, Jasmin, Lavendel, Majoran, Neroli, Palmarosa, Patchouli, Rose, Rosengeranie, Ylang-Ylang, Zitrone.

Kampfer

Pflanze/Teil:	Baum/Holz
Botanischer Name:	Cinnamomum camphora
Familie:	Lauraceae
Note:	Basis
Planet:	–
Extraktion:	Destillation

Duft: Frisch, klar und sehr stechend.

Beschreibung: Der sehr robuste, immergrüne Baum, der bis zu 30 m hoch wächst, wird in Asien, vor allem auf Borneo, Sri Lanka, Madagaskar, Sumatra und in China angepflanzt. Weiße Blüten und rote Beeren schmücken die kleinen, leicht gezähnten Blätter. Der langlebige, bis zu 1000 Jahre alt werdende Baum wird erst abgeerntet, wenn er etwa 50 Jahre alt ist. So viele Jahre benötigt die Entwicklung der farblosen, kristallinen Kampfermasse, die in allen Teilen des Baumes zu finden ist. In der Aromatherapie wird oft das Öl des in Sumatra heimischen Borneo-Kampferbaums *Dryobalanops camphora* aus der Familie der *Dipterocarpaceae* bevorzugt, da es nicht so stark ist.

Geschichte und Mythos: Bei einigen fernöstlichen Kulturen galt der Kampfer als eine den Göttern heilige Pflanze, die daher oft bei zeremoniellen Anlässen Verwendung fand. Mit den Blättern kränzte man Helden, die sich in der Schlacht ausgezeichnet hatten; aber auch zum Einbalsamieren wurde er herangezogen. Den Chinesen gefiel der kräftige Duft, sie importierten den Baum aus Vietnam, um damit Schiffe und Tempel zu bauen. In Persien – dem heutigen Iran – galt er in früheren Zeiten als Heilmittel gegen die Pest. König Chrosroes XI. hielt die Kampferkristalle so hoch in Ehren, daß er sie bei den Schätzen seines Palastes in Babylon aufbewahrte. Bei einer Ausgrabung in Italien fanden Archäologen organisches Material, das in einem Gefäß aus Borneo-Kampferholz aufbewahrt wurde, und noch vollkommen erhalten war. Kampfer war lange Zeit ein bedeutendes ätherisches Öl, das weltweit als Aromastoff und Insektizid Verwendung fand.

Chemische Bestandteile: Kampfer – Campher (Keton), Savrol (Phenol), Borneol (Alkohol), Camphen (Terpen).

Borneokampfer – Borneol (Alkohol), Pinen, Camphen, Dipenten (Terpene).

Eigenschaften: Abführend, anregend, antidepressiv, antiseptisch, blähungstreibend, blutdruckerhöhend, fiebersenkend, harntreibend, hautrötend, herzstärkend, insektizid, krampflösend, schmerzlindernd, schweißtreibend, wundheilend, wurmtreibend.

Bitte beachten: Ein starkes und intensives Öl, das sehr anregend wirkt. Eine Überdosierung kann Muskelzucken und Erbrechen auslösen. Sollte in der Schwangerschaft und von Epileptikern und Asthmatikern gemieden werden. Weißes Kampferöl gilt als weniger gefährlich als das gelbe und braune Öl, die beide große Mengen Safrol enthalten. Japanischer Kampfer enthält Ketone.

Geist und Seele: Ein Öl, das ausgleichend wirkt, trotz seines anregenden Einflusses. Beruhigend bei Nervosität, vor allem wenn diese mit Depression einhergeht. Hilft auch Zustände von Apathie überwinden. Empfehlenswert in Zeiten der Rekonvaleszenz. Vielversprechend bei psychosomatischen oder Nervenkrankheiten.

Körper: Regt Herz, Atmung und Kreislauf an. Erhöht zu niedrigen Blutdruck. Befreit verschleimte Lungen, erleichtert die Atmung und wird oft zum Inhalieren verwendet. Soll bei allen kältebedingten Beschwerden helfen, von der kleinen Erkältung bis zur Lungenentzündung. Aufgrund der ausgleichenden Wirkung ist es generell bei Entzündungen nützlich. Bringt den Körper ins Gleichgewicht, wärmt bzw. kühlt je nach Bedarf.

Sein beruhigender Effekt auf die Verdauung ist sowohl bei Verstopfung wie auch bei Durchfall von Vorteil. Auch hilfreich bei Magen-Darm-Katarrh. Beeinflußt die Harnwege (fördert das Wasserlassen) und lindert Reizungen der Sexualorgane. Für Sportler zu empfehlen, da es wohltuende Wirkung bei steifen und verspannten Muskeln zeigt. Soll auch Rheumaschmerzen lindern helfen.

Wurde früher sogar als Heilmittel gegen so schwere Krankheiten wie Cholera, Lungenentzündung und Tuberkulose betrachtet. Allgemein günstig, um Infektionen in Schach zu halten.

Wirkung auf die Haut: Kühlend, d. h. lindernd bei Entzündungen. Seine beste Wirkung hat es bei fettiger Haut. Hilfreich bei Akne, Verbrennungen und Geschwüren. Bei Verstauchungen und Prellungen zeigen kalte Kompressen eine positive Wirkung.

Paßt gut zu: Basilikum, Kajeput, Kamille, Lavendel, Melisse.

Kardamom

Pflanze/Teil:	Schilf/Samen
Botanischer Name:	Elettaria cardamomum
Familie:	Zingiberaceae
Note:	Kopf
Planet:	–
Extraktion:	Destillation

Duft: Süß und würzig, fast wie Bitterlemon.

Beschreibung: Obwohl der bis 5^1/$_2$ m hohe Strauch sowohl wild als auch in Anpflanzungen in Indien, Indochina und auf Sri Lanka wächst, kommt das Öl in der Hauptsache aus Südamerika und Frankreich. Die Pflanze besitzt schmale, sehr lange Blätter und schwach-gelbe Blüten mit violetter Spitze. Die länglichen, grauen Früchte enthalten viele Samen, die kurz vor der Reife gesammelt werden.

Geschichte und Mythos: Kardamom wird in Indien seit langem als Gewürz und Arzneimittel verwendet; man schrieb ihm einen günstigen Einfluß auf den Verdauungstrakt und die Linderung von Hämorrhoiden, Gelbsucht und Harnwegsbeschwerden zu. Die Ägypter schätzten ihn mehr als Parfüm und Räucherwerk; außerdem kauten sie die Samen, damit die Zähne weiß blieben. Heute verfeinern sie mit gemahlenem Kardamom ihren Kaffee. Die Römer beruhigten nach ausgedehnten Festgelagen ihren Magen mit ihm, und auch die Araber schätzten seine verdauungsfördernden Qualitäten.. Sie hielten ihn außerdem für ein wirksames Aphrodisiakum Man findet ihn häufig in der osteuropäischen Küche, da er Knoblauchgeruch kaschiert.

Chemische Bestandteile: Terpineol (Alkohol), Cineol (Keton), Limonen, Sabinen, Terpinen (Terpene).
Eigenschaften: Anregend, antiseptisch, aphrodisisch, appetitanregend, blähungstreibend, gehirnwirksam, harntreibend, kräftigend, krampflösend, magenstärkend, Speichelfluß fördernd, verdauungsfördernd.
Bitte beachten: Achtung bei empfindlicher Haut – kann Allergien auslösen.
Geist und Seele: Wirkt wärmend auf die Sinne, besonders wenn man sich schwach und erschöpft fühlt. Stimmungsaufhellend, erfrischend und kräftigend, beseitigt Verwirrtheit.
Körper: Besonders hilfreich bei Verdauungsbeschwerden, vor allem wenn diese nervösen Ursprungs sind. Wirkt abführend, bekämpft Koliken, Blähungen, Dyspepsie (Beschwerden im oberen Verdauungstrakt) und Sodbrennen. Lindert Übelkeit und Mundgeruch, da die Gärungsprozesse im Magen beeinflußt werden. Führt zu vermehrter Speichelabsonderung und regt den Appetit an.
Soll die Sekretion der Galleflüssigkeit anregen, die den Abbau der Körperfette unterstützt. Bei Beschwerden mit dem Wasserlassen wird seine harntreibende Wirkung sehr geschätzt. Sein Ruf als Aphrodisiakum beruht auf der allgemein kräftigenden Wirkung auf den Körper, die dann auch eine schwache Libido verstärken kann. Wurde eine Zeitlang als Mittel gegen Impotenz verwendet. Soll außerdem prämenstruelle Reizbarkeit vermindern sowie Kopfschmerzen beseitigen.
Beeinflußt auch die Atemwege positiv, lindert Husten und wärmt den Körper.
Paßt gut zu: Galbanum, Kiefer, Koriander, Myrte, Rosengeranie, Rosenholz, Verbene, Wacholder, Weihrauch, Zitrone.

Karottensamen

Pflanze/Teil:	Kraut/Samen
Botanischer Name:	Daucus carota
Familie:	Umbelliferae
Note:	Herz
Planet:	Merkur
Extraktion:	Destillation

Duft: Leicht süß und trocken.

Beschreibung: Das ätherische Öl wird hauptsächlich aus der Wilden Karotte gewonnen, zuweilen auch aus der Gartenmöhre. Stengel und Blätter beider Arten sind sich sehr ähnlich, allerdings ist die Beschaffenheit der Wilden Karotte etwas gröber. Und vor allem sind deren Wurzeln nicht eßbar. Die Stengel tragen weiße Blüten mit pupurroter Mitte. Das ätherische Öl wird aus der ganzen Pflanze gewonnen. Zum größten Teil stammt das Öl aus Europa, bisweilen wird aber auch ägyptisches und indisches Öl verwendet.

Geschichte und Mythos: Der Name leitet sich von dem griechischen Wort *Carotos* ab. Schon in der Antike wurden der Karotte heilende Eigenschaften zugeschrieben. Man schätzte besonders ihre blähungstreibenden und leberstärkenden Eigenschaften. Seit dem 16. Jahrhundert fand sie gerade deswegen immer größere Verwendung als Heilmittel. Sie stand auch im Ruf, Hautkrankheiten lindern zu helfen.

Heute wird sie in der Krebstherapie eingesetzt, vor allem bei Patienten mit Magen- und Rachenbeschwerden. Soll auch bei Hautkrebs helfen, denn sie enthält Caroten (verwandelt sich in

Vitamin A), das Haut, Haare, Zähne und Zahnfleisch gesund hält. Zur Stärkung der Sehkraft und Augen wird die Karotte seit langem geschätzt. Zudem soll sie die Dauer von Krankheiten verkürzen. Das Öl ist ebenso beliebt als Geschmacksstoff in der Nahrungsmittelindustrie und als Zusatz zu Spirituosen und Parfümkompositionen.

Chemische Bestandteile: Essigsäure (Säure), Carotol (Alkohol), Asaron (Phenol), Bisabolen, Limonen, Pinen (Terpene).

Eigenschaften: Anregend, blähungstreibend, blutreinigend, harntreibend, kräftigend, leberstärkend, menstruationsfördernd, wurmtreibend, zellerneuernd.

Bitte beachten: Wird in der Schwangerschaft am besten gemieden.

Geist und Seele: Der reinigende Einfluß auf den Verstand kann Streß und Erschöpfung abbauen.

Körper: Besitzt eine starke Reinigungswirkung, vor allem weil es die Leber entgiftet. Möglicherweise angezeigt bei Gelbsucht und anderen Leberleiden. Soll auch Nierensteine austreiben. Reinigt den Darm, beseitigt Blähungen und hilft bei Durchfall. Kann schmerzlindernd bei Magengeschwüren wirken. Empfehlenswert bei Harnverhaltung und Blasenentzündung. Soll die Begleiterscheinungen der Gicht erträglicher machen.

Wirkt allgemein gut auf die Organtätigkeit, da es die roten Blutkörperchen vermehrt, und in Folge der Energiestatus verbessert wird. Kann auch bei Anämie helfen und die sie begleitenden Symptome Schwäche und Erschöpfung lindern. Atemwegsbeschwerden, z. B. Grippe und Bronchitis, werden positiv beeinflußt, da es kräftigend auf die Schleimhaut in Nase und Rachen und Lunge wirkt. Ebenso vielversprechend bei Husten und Frostbeulen.

Wirkt anregend auf die Hormonproduktion, daher ist es allgemein förderlich für das Fortpflanzungssystem. Reguliert auch den Menstruationszyklus.

Wirkung auf die Haut: Verbessert den Teint, da es die roten Blutkörperchen vermehrt, was zu spannkräftiger und elastischer Haut führt. Sorgt für ein jugendlicheres Aussehen, soll z. B. Altersflecke zum Verschwinden bringen. Ist allgemein ein Patentrezept gegen vorzeitige Alterungsprozesse, verzögert die Entstehung von Falten, da es die Regeneration der Hautzellen unterstützen soll. Daher ist es auch für Vernarbungsprozesse zu empfehlen. Soll auch andere Beschwerden, z. B. nässende Wunden und Geschwüre, Vitiligo (Pigmentmangel), Juckreiz, Furunkel, Karbunkel, Ekzeme und Schuppenflechte lindern. Wirkt allgemein heilend bei entzündeten Wunden, trockener und harter Haut, Schwielen und Hühneraugen.

Paßt gut zu: Bergamotte, Lavendel, Limette, Melisse, Neroli, Orange, Petitgrain, Rosmarin, Verbene, Wacholder, Zitrone.

Kiefer

Pflanze/Teil:	Baum/Nadeln und Zapfen
Botanischer Name:	Pinus sylvestris
Familie:	Pinaceae
Note:	Herz
Planet:	Mars
Extraktion:	Destillation

Duft: Ein frischer Geruch nach Wald.

Beschreibung: Der große Nadelbaum wächst vornehmlich in Nordeuropa, Nordrußland und Skandinavien. Es sind von ihm etwa 80 Arten bekannt. Die meisten Arten dieses prachtvollen Baumes haben eine rötliche Rinde, nadelähnliche, graugrüne Blätter und orangegelbe Blüten. Das Öl stammt meist von der Schottischen und der Norwegischen Kiefer.

Geschichte und Mythos: Schon die alten Zivilisationen Ägyptens, Griechenlands und Arabiens kannten und schätzten die starke Heilwirkung der Kiefer. Obwohl sie auch in religiösen Zeremonien von Bedeutung war, fand sie vor allem als Heilmittel bei Lungeninfektionen Verwendung, z. B. bei Bronchitis, Tuberkulose und Lungenentzündung. In erster Linie wurde damit inhaliert. Es heißt, daß Gegenden mit großem Kiefernbestand besonders für Menschen mit Lungenkrankheiten zuträglich sind. Die nordamerikanischen Indianer hielten die Kiefer für ein wirkungsvolles Heilmittel gegen Skorbut. Neben all ihren heilenden Eigenschaften ist sie auch bekannt als Zusatz von Seifen und Badesalzen, der besonders ihrer desodorierenden und desinfizierenden Wirkung wegen verwendet wird.

Chemische Bestandteile: Borneol (Alkohol), Bornylacetat, Terpinylacetat (Ester), Cadinen (Sesquiterpen), Camphen, Dipenten, Phellandren, Pinen, Sylvestren (Terpene).

Eigenschaften: Anregend, antiseptisch, auswurffördernd, balsamisch, desinfizierend, desodorierend, entzündungshemmend, genesungsfördernd, harntreibend, hautrötend, kräftigend, schleimlösend, schweißtreibend.

Bitte beachten: Das toxisch wirkende Öl der Zwergkiefer *(Pinus pumilio)* sollte gemieden werden. *Pinus sylvestris* ist in geringer Dosierung ungefährlich, kann aber empfindliche Haut reizen.

Geist und Seele: Gut bei Schwäche, allgemeiner Kraftlosigkeit und geistiger Erschöpfung.

Körper: Wirkt stark antiseptisch, und ist daher bei Bronchitis, Kehlkopfentzündung und Grippe zu empfehlen. Kann wärmend und kühlend wirken, je nach Bedürfnislage. Hat im allgemeinen eine gute Wirkung bei Atemwegsbeschwerden, lindert Atemnot und hilft, verstopfte Nebenhöhlen frei zu machen. Soll starkes Schwitzen verhindern.

Reinigt die Nieren und wirkt bekanntermaßen gut bei Blasenentzündung, Prostatabeschwerden und auch Hepatitis. Bringt Entzündungen der Gallenblase zum Abklingen und verhindert die Bildung von Gallensteinen. Regt die Nebennierentätigkeit an und vitalisiert somit den ganzen Körper.

Gilt auch als Kreislaufstimulans. Kann aufgrund seiner wärmenden Eigenschaften die Beschwerden bei Rheuma, Gicht, Ischias und Arthritis lindern. Wenn die entsprechenden Beschwerden sehr schmerzhaft sind, erfolgt die Anwendung als Kompresse. Ist wohltuend bei Muskelschmerzen und allgemeiner Verspannung.

Soll Verdauungsbeschwerden besonders im Darmbereich lindern.
Zudem findet dieses Öl Einsatz bei Ausfluß und Gebärmutterentzündungen. Es wird ihm auch positive Wirkung bei Sexualproblemen von Männern zugeschrieben (soll sogar bei Impotenz helfen).
Wirkung auf die Haut: Nützlich bei geröteter Haut im Gesicht, die durch eine Blutüberfülle verursacht wird. Wirksam auch bei Ekzemen und Schuppenflechte. Soll Schnittwunden und Hautirritationen heilen.
Paßt gut zu: Eukalyptus, Gewürznelke, Lavendel, Myrte, Niaouli, Rosmarin, Teebaum, Thymian, Zeder, Zimt, Zypresse.

Knoblauch

Pflanze/Teil:	Kraut/Stengel und Zehen
Botanischer Name:	Allium sativum
Familie:	Liliaceae
Note:	–
Planet:	Mars
Extraktion:	Destillation

Duft: Sehr beißend, scharf.

Beschreibung: Das aus dem Keltischen stammende *Allium* bezieht sich auf den stark »brennenden« Charakter der in Asien beheimateten Pflanze. Sie wird aber auch in Spanien, Ägypten, Sizilien und Frankreich angebaut. Sie wächst etwa 90 cm hoch und hat weiße oder rosafarbene Blüten und lange flache Blätter. Die weiße Knolle besteht aus den bekannten einzelnen Knoblauchzehen.

Geschichte und Mythos: Genießt den Ruf, ein langes Leben zu garantieren. Phönizische Seeleute nahmen auf ihre langen Reisen große Knoblauchvorräte mit, um Krankheiten vorzubeugen. Die Ägypter setzten den Knoblauch bei Epidemien wie Cholera und Typhus ein, und den alten Griechen galt er als wirksames Mittel gegen Unfruchtbarkeit. Griechische Ringer kauten vor dem Kampf ein paar Knoblauchzehen, um Kraft und Mut zu bekommen und den Gegner auf Distanz zu halten. Auch in der chinesischen Medizin wurde der Knoblauch ausgiebig verwendet. Er steht im Ruf, vor Hexenwerk zu schützen – wir alle wissen, daß Vampire ihn nicht mögen. Die Schweden glaubten, er würde boshafte Kobolde in Schach halten. Die

französische Landbevölkerung setzte ihn zur Abwehr von Räubern ein. Im Ersten und Zweiten Weltkrieg machte man wegen seiner antibiotischen Wirkung ausgiebigen Gebrauch von ihm.
Chemische Bestandteile: Diallyl-Disulfid, Allyl-Disulfid (Schwefelverbindungen).
Eigenschaften: Antibiotisch, antiparasitär, antiseptisch, antiviral, auswurffördernd, bakterizid, blutdrucksenkend, Blutzuckerspiegel senkend, fungizid, galletreibend, gefäßerweiternd, Gewebeverhärtung (aufgrund chronischer Entzündung) verhindernd, harntreibend, insektizid, krampflösend, schleimlösend, schmerzlindernd, schweißtreibend, Schwellungen reduzierend, stärkend, vernarbungsfördernd, vorbeugend, warzenbekämpfend, wurmtreibend.
Bitte beachten: Knoblauch ist seinem Wesen nach scharf und wird von Menschen, die wütend oder erhitzt sind, am besten gemieden. Man sollte ihn auch nicht bei akuten Lungen- und Verdauungsbeschwerden verwenden – die schnell einsetzende entgiftende Wirkung kann für den Körper ein Schock sein. Das gleiche gilt für Hauterkrankungen, z. B. Ekzeme, die auf einer Stoffwechselstörung beruhen. Babys, die noch gestillt werden, können Koliken bekommen, wenn die Mutter Knoblauch ißt.
Geist und Seele: Die wärmenden, anregenden Eigenschaften vertreiben Müdigkeit.
Körper: Kräftigt den Körper und die gesamte Konstitution. Verzögert aufgrund der regulierenden Wirkung auf die Schilddrüse, die die Zellproduktion beeinflußt, den Alterungsprozeß. Kräftigt das Lymphsystem und fördert die Entgiftung.
Sehr hilfreich für den Kreislauf, wirkt anregend und ausgleichend zugleich. Erweitert die Kapillaren, die Folge hiervon ist die Senkung des Blutdrucks. Beeinflußt den Fettstoffwechsel,

was zu einer Normalisierung des zu hohen Cholesterinspiegels beiträgt. Verhindert die Verhärtung der Arterien, da er die Fließfähigkeit des Blutes positiv beeinflußt.

Insgesamt gut für die Atemwege, daher wirksam bei Grippe, Rachenentzündung, Brustkorbbeschwerden und Bronchialkatarrh. Ist auch schon zur Linderung von Tuberkulose, Diphtherie, chronischer Bronchitis und Keuchhusten eingesetzt worden.

Nützlich für das Verdauungssystem, regt die Peristaltik an und wirkt abführend. Hemmt Gärungs- und Fäulnisprozesse im Magen und kann als Wurmkur verwendet werden. Regt die Sekretion von Gallenblasenflüssigkeit an, die die Fettverdauung unterstützt. Soll die Insulinproduktion beeinflussen, daher unter Umständen bei Diabetes angezeigt. Die harntreibende Wirkung schützt vor Nierensteinbildung.

Hilft bei Verstauchungen, Muskel- und Rheumaschmerzen sowie Nervenentzündungen.

Wirkung auf die Haut: Angezeigt bei verschiedenen Hautleiden, z. B. Pickeln, Akne, Abszessen, Tinea (eine Hautpilzerkrankung) und Lupus. Wird zur Desinfizierung von Geschwüren und septischen Wunden benutzt. Kann Hühneraugen und Warzen beseitigen.

Koriander

Pflanze/Teil:	Kraut/Frucht (Samen)
Botanischer Name:	Coriandrum sativum
Familie:	Umbelliferae
Note:	Kopf
Planet:	Venus
Extraktion:	Destillation

Duft: Leicht stechend, süß und würzig.

Beschreibung: Die Pflanze stammt ursprünglich aus Marokko, wird aber mittlerweile auch im Kaukasus, in der ehemaligen Sowjetunion, in Armenien und im Mittelmeerraum kultiviert. Die zerstoßenen Blätter riechen unangenehm nach zerquetschten Wanzen. Etymologisch stammt Koriander aus dem Griechischen. Das Ursprungswort *koris* bedeutet »Wanze«. Die bräunlich-grauen Samen riechen dagegen sehr viel angenehmer. Die Pflanze wächst ungefähr 60 cm hoch, hat fiedrige Blätter und rosa-weiße Blüten.

Geschichte und Mythos: Der Koriander war im Mittleren Osten heimisch und wuchs angeblich in den Hängenden Gärten der Semiramis in Babylon, einem der sieben Weltwunder. Seit alters her wird er in Medizin, Kochkunst und Parfümerie verwendet. Die Ägypter betrachteten ihn als glückbringendes Gewürz, da er ihnen als Aphrodisiakum galt. Griechen und Römer würzten ihren Wein mit Koriander, verwendeten ihn aber auch als Arznei. In Indien war er ein beliebtes Gewürz, da er die Fäulnisprozesse von Fleisch verzögerte. Aber auch sein medizinischer Wert bei Verstopfung, Schlaflosigkeit und Entbindungen war bekannt. Durch die Römer kam die Pflanze nach England und Frankreich. Dort wurde sie als Zusatz eines Gesichtswassers, das der Karmeliterorden im 17. Jahrhundert in Paris herstellte, verwendet. Auch Hochprozentiges, wie Bénédictine und Chartreuse, wurde durch ihn verfeinert.

Chemische Bestandteile: Borneol, Geraniol, Linalool, Terpineol (Alkohole), Cineol (Keton), Cymen, Dipenten, Phellandren, Pinen, Terpinen, Terpinolen (Terpene).

Eigenschaften: Anregend, blähungstreibend, blutreinigend, desodorierend, krampflösend, magenwirksam, schmerzlindernd.

Bitte beachten: Soll in hoher Dosierung betäubend wirken.

Geist und Seele: Wirkt anregend, besonders bei Lethargie, Erschöpfung, Anspannung und Nervenschwäche. Stimmungshebend, erfrischend; verbessert die Gedächtnisleistung und löst Zustände der Verwirrtheit auf.

Körper: Beeinflußt vor allem das Verdauungssystem, lindert Blähungen und Magenkrämpfe. Hat eine wärmende Wirkung auf den Magen, regt den Appetit an und soll bei Eßstörungen helfen. Kann aufgrund der sehr wärmenden Wirkung auf den Körper bei Rheuma- und Arthritisschmerzen sowie zur Linderung von Muskelkrämpfen eingesetzt werden. Hilfreich bei kältebedingten Krankheiten, z. B. bei Grippe. Wohltuend für die Lunge, vor allem bei Masern. Wirkt generell reinigend, befreit daher den Körper von Toxinen und flüssigen Schlakken. Der anregende Effekt hängt möglicherweise damit zusammen, daß Koriander die Milz stärkt, die angeblich mit dem *Prana,* der lebenspendenden Energie, verbunden ist. Ausgezeichnete Wirkung bei Erschöpfung und Müdigkeit sowie Kopfschmerzen.

Soll das Drüsensystem aktivieren und die Produktion des Hormons Östrogen anregen. Kann daher mit dem Fortpflanzungssystem zusammenhängende Probleme, z. B. einen unregelmäßigen Menstruationszyklus und Unfruchtbarkeit, in Ordnung bringen.

Paßt gut zu: Bergamotte, Citronella, Galbanum, Ingwer, Jasmin, Melisse, Neroli, Orange, Rosengeranie, schwarzem Pfeffer, Zimt, Zitrone, Zypresse.

Kreuzkümmel

Pflanze/Teil:	Kraut/Frucht (Samen)
Botanischer Name:	Cuminum cyminum
Familie:	Umbelliferae
Note:	Kopf
Planet:	Saturn
Extraktion:	Destillation

Duft: Würzig, durchdringend und extrem stechend.

Beschreibung: Die ursprünglich aus dem Mittelmeerraum, Ägypten und Asien stammende Pflanze wächst bis 30 cm hoch und hat dunkelgrüne, schmale, fadenähnliche Blätter. Die Früchte (die Samen) reifen aus winzigen weißen oder rosafarbenen Blüten heran.

Geschichte und Mythos: Der Kreuzkümmel wurde schon in biblischen Zeiten wegen seiner verdauungsfördernden Eigenschaften hoch geschätzt. Die Ägypter stellten aus Kreuzkümmel zusammen mit Wacholder und Weihrauch ein Mittel gegen Kopfschmerzen her. Die Pharisäer bezahlten den Zehnten (ihre Steuern) mit ihm. Den Hindus, die ihn auch als Mittel gegen Gelbsucht und Hämorrhoiden schätzten, galt er als Symbol der Treue. Außerdem war er eine wichtige Zutat beim Brotbacken. Die Griechen und Römer gaben ihn mit anderen Geschenken in die Gräber ihrer Toten. Im Mittelalter wurde er besonders von den Engländern geschätzt. Auch sie verwendeten ihn als Währung – die Untertanen der Feudalherren kauften sich mit Kreuzkümmel von Dienstleistungen frei. Mit der Einführung des Kümmels ging dann allerdings seine Popularität zurück. Kreuzkümmel ist unter anderem ein wichtiger Bestandteil von indischen Currys und in Mexiko werden viele der landestypischen Gerichte damit gewürzt. Außerdem findet er in der Parfümherstellung Verwendung.

Chemische Bestandteile: Kuminsäure (Aldehyd), Cymen, Dipenten, Limonen, Phellandren, Pinen (Terpene).

Eigenschaften: Anregend, antiseptisch, aphrodisisch, blähungstreibend, blutreinigend, kräftigend, krampflösend, menstruationsfördernd, parasitizid, verdauungsfördernd.

Bitte beachten: Ein sehr starker Geruch, der lange haftet und am besten sparsam verwendet wird. Kann die Haut sensibilisieren und sollte in der Schwangerschaft gemieden werden.

Geist und Seele: Hat eine sehr kräftigende Wirkung auf das Nervensystem, ist sehr anregend und wirkt positiv bei Müdigkeit und Lethargie.

Körper: Ein sehr wärmendes Öl, das die Ansammlung toxischer Schlacken im Körper abbaut. Soll bei Muskelschmerzen und Osteoarthrose helfen.

Regt die Verdauung an, besonders angezeigt bei aufgetriebenem Magen, Blähungen, Dyspepsie, magenbedingten Kopfschmerzen, Koliken und Durchfall.

Soll das Fortpflanzungssystem günstig beeinflussen, insbesondere soll es die Fruchtbarkeit und das sexuelle Verlangen des Mannes erhöhen. Aber auch Frauen können von ihm profitieren, denn es normalisiert den Menstruationszyklus und fördert die Milchbildung bei stillenden Müttern.

Die kräftigende Wirkung auf Herz und Nervensystem trägt dazu bei, die Stoffwechselprozesse im Körper zu regulieren.

Paßt gut zu: Angelika, Kamille, Koriander, Kümmel.

Kümmel

Pflanze/Teil:	Kraut/Samen
Botanischer Name:	Carum carvi
Familie:	Umbelliferae
Note:	Kopf
Planet:	Merkur
Extraktion:	Destillation

Duft: Süß, scharf und leicht pfeffrig.

Beschreibung: Die aus Karien, einem Landstrich in Kleinasien, stammende Pflanze wird heute in Nordeuropa, Afrika und Rußland angebaut. Sie wird bis 60 cm hoch und besitzt weiche, farnähnliche Blätter und in Dolden angeordnete rosa-weiße Blüten. Die sichelförmigen, braunen Samen gleichen denen von Kreuzkümmel und Fenchel.

Geschichte und Mythos: Es ist bekannt, daß Kümmel bereits in der Steinzeit als Gewürz verwendet wurde. Auch die Ägypter würzten ihre Speisen mit ihm. Die Römer backten ihr Brot mit Kümmel. Da er die Verdauung fördert, kauten sie auch die Samen nach Beendigung ihrer Mahlzeiten.

Auch in Arabien wurde er geschätzt – dort hieß er *karawya*, woraus sich das englische Wort für Kümmel *(caraway)* ableitet. Dort stand er im Ruf, die Sehkraft zu stärken und Mundgeruch vorzubeugen. Ebenso glaubte man, daß Kümmel vor dem Verlust geliebter Menschen schützen kann. In Indien verwendete man ihn vornehmlich zur Herstellung von Seife. Prinz Albert, der Gemahl von Königin Victoria, führte ihn in England ein.

Chemische Bestandteile: Acetaldehyd, Kuminsäurealdehyd, Furfurol (Aldehyde), Carvon (Keton), Limonen (Terpen).

Eigenschaften: Adstringierend, anregend, antiseptisch, appetitanregend, auswurffördernd, blähungstreibend, blutreinigend, desinfizierend, harntreibend, herzwirksam, krampflösend, menstruationsfördernd, milchtreibend, parasitizid, verdauungsfördernd, wurmtreibend.

Bitte beachten: Ein starkes Öl, das empfindliche Haut reizen kann. Seine Verwendung in der Massage ist umstritten.

Geist und Seele: »Wärmt« die Gefühle, stärkt die Nerven und wirkt positiv bei geistiger Anspannung und Erschöpfung. Füllt die Energiereserven wieder auf.

Körper: Wirkt beruhigend bei Magenstörungen, insbesondere bei Magenschmerzen, -krämpfen und bei Blähungen. Reguliert die Verdauung und steigert den Appetit. Er ist zu empfehlen bei Durchfall und allgemeinen Verdauungsbeschwerden. Sein Ruf, Mundgeruch vorzubeugen, ist durchaus begründet, da Kümmel die Gärungsprozesse im Magen beeinflussen soll.

Wirkt wohltuend bei Harnwegsbeschwerden, da er der Ausschwemmung von Schlacken förderlich ist. Kräftigt die Leber und kann daher bei Hepatitis hilfreich sein. Bei Bronchitis und Bronchialasthma ist seine auswurffördernde Wirkung von Nutzen. Kann auch bei anderen Rachen- und Lungenbeschwerden, z. B. Kehlkopfentzündung und Aerophagie (Luftschlucken) angewendet werden.

Vermehrt den Milchfluß bei stillenden Müttern. Kann das Drüsensystem allgemein kräftigen. Kann zudem Menstruationsschmerzen lindern helfen.

Gut bei Ohrenschmerzen und beugt Schwindel vor. Regt außerdem den Kreislauf an.

Wirkung auf die Haut: Besitzt eine ausgeprägt regenerierende Wirkung auf das Gewebe, insbesondere bei fettiger Haut. Hilfreich bei Blutergüssen. Heilt Geschwüre und reinigt infizierte Wunden. Lindert Juckreiz, Akne, Erkrankungen der Kopfhaut und Krätze. Verleiht einem blassen Teint mehr Farbe.

Paßt gut zu: Basilikum, Benzoe, Elemi, Galbanum, Ingwer, Kardamom, Kamille, Koriander, Lavendel, Lorbeer, Orange, Rosengeranie, Rosenholz, Weihrauch.

Lavandin

Pflanze/Teil:	Kraut/blühende Spitzen
Botanischer Name:	Lavandula fragrans
Familie:	Labiatae
Note:	Kopf
Planet:	Merkur
Extraktion:	Destillation

Duft: Klar, sehr süßlich und durchdringend – ähnlich wie Lavendel.

Beschreibung: Mit Hilfe der Bienen wächst diese Hybride als Kreuzung aus echtem Lavendel und Speiklavendel. In Frankreich erfolgt der Anbau oft zwischen den flacheren Zonen, in denen Speiklavendel wächst, und den höheren Lagen, in denen der echte Lavendel gedeiht. Die blaugrauen Blüten der Hybride sind allerdings größer und robuster als die der beiden anderen Arten, sollen aber weniger Heilkraft besitzen.

Geschichte und Mythos: Diese Pflanze ist nicht nur robuster als die beiden anderen Arten, auch der Ölertrag ist größer. Anfangs wurde Lavandin nicht als eigenständiges Öl exportiert, sondern diente hauptsächlich dazu, den zarteren Lavendel zu strecken. Seit dem Zweiten Weltkrieg hat die Lavandinproduktion zugenommen. Heute wird das Öl zur Verwendung in der Seifen- und Parfümherstellung exportiert.

Chemische Bestandteile: Lavandulol, Linalool, Terpineol (Alkohole), Linalylacetat (Ester), Kampfer, Cineol (Ketone), Caryophyllen (Sesquiterpen, Camphen, Dipenten, Limonen, Ocimen, Terpinen (Terpene).

Eigenschaften: Antidepressiv, antiseptisch, auswurffördernd, nervenstärkend, schmerzlindernd, vernarbungsfördernd, wundheilend.

Bitte beachten: Wird ähnlich wie Lavendel verwendet, ist aber sehr viel weniger entspannend. Für Beschwerden, bei denen eine sedierende Wirkung erforderlich ist, ist es daher nicht geeignet.

Geist und Seele: Erfrischt einen müden Geist.

Körper: Besonders gut bei unspezifischen Beschwerden am ganzen Körper und bei Muskelsteifigkeit. Auch hilfreich bei rheumatischen Beschwerden und steifen Gelenken.

Wirkt wohltuend auf die Atemwege, besonders bei Husten, Erkältungen und Grippe. Erleichtert das Atmen, wenn Lunge und Nebenhöhlen verschleimt sind.

Wirkung auf die Haut: Aufgrund der vernarbungsfördernden Wirkung nützlich bei der Wundheilung. Soll bei Dermatitis und Krätze helfen.

Paßt gut zu: Bergamotte, Citronella, Immortelle, Jasmin, Kamille, Muskatellersalbei, Orange, Rosengeranie, Zitrone.

Lavendel

Pflanze/Teil:	Strauch/Blüte
Botanischer Name:	Lavandula officinalis
Familie:	Labiatae
Note:	Herz
Planet:	Merkur
Extraktion:	Destillation

Duft: Blumig, leicht und klar, mit holzigen Untertönen.

Beschreibung: Es gibt viele verschiedene Arten dieser schönen Pflanze. Im Mittelmeerraum wächst sie auch wild. *Lavandula officinalis* hat den besten Duft. Die winzigen blauvioletten Blüten auf den langen Stengeln sind mit sternförmigen Härchen bedeckt. Die schmalen Blätter sind von graugrüner Farbe. Lavendel wird vor allem in England, Frankreich und im ehemaligen Jugoslawien angebaut.

Geschichte und Mythos: Der Lavendel liefert der Aromatherapie eines der beliebtesten ätherischen Öle und wird seit undenklichen Zeiten als Heilmittel verwendet. Seit Jahrhunderten legt man Lavendelsäckchen in Wäscheschränke, um Motten und Insekten fernzuhalten – die insektizide Wirkung ist sehr ausgeprägt. Von den Römern wurde er unter anderem wegen seiner antiseptischen Wirkung geschätzt. Sie verwendeten ihn als Badezusatz und Wundreinigungsmittel. Das lateinische *lavare,* von dem »Lavendel« abgeleitet ist, bedeutet »waschen«. Früher hieß es auch, Lavendel würde schwächere Formen von Epilepsie heilen.

Lavendelwasser, das zur Zeit Elisabeths I. und der Stuarts in

Englands ehr beliebt war, war das Lieblingsparfüm der Königin Maria Henrietta, der Gemahlin von König Charles I. Der englische Lavendel wurde lange Zeit in der Gegend von Mitchum in Surrey angebaut. Heute finden sich entsprechende Anpflanzungen vor allem in Norfolk. Die wunderbare hautheilende Wirkung wurde zu Beginn dieses Jahrhunderts eher zufällig von dem französischen Chemiker Gattefossé entdeckt. Auch in der Gastronomie weiß man Lavendel zu schätzen. Einigen marokkanischen und französischen Gerichten verleiht er ihren exotischen Geschmack.

Chemische Bestandteile: Borneol, Geraniol, Lavandulol, Linalool (Alkohole), Geranylacetat, Lavandulylacetat, Linalylacetat (Ester), Cineol (Keton), Caryophyllen (Sesquiterpen), Limonen, Pinen (Terpene).

Eigenschaften: Antidepressiv, antirheumatisch, antiseptisch, antiviral, bakterizid, beruhigend, blähungstreibend, blutdrucksenkend, desodorierend, entgiftend, entzündungshemmend, fungizid, galletreibend, genesungsfördernd, herzstärkend, krampflösend, menstruationsfördernd, milzstärkend, nervenstärkend, schleimlösend, schmerzlindernd, schweißtreibend, vernarbungsfördernd, wundheilend, zellerneuernd.

Bitte beachten: Wer unter niedrigem Blutdruck leidet, fühlt sich nach der Verwendung dieses Öls möglicherweise etwas matt und schläfrig. Aufgrund der menstruationsfördernden Wirkung sollte es in den ersten Monaten einer Schwangerschaft gemieden werden.

Geist und Seele: Rudolf Steiner meinte, daß Lavendel den physischen, den ätherischen und den Astralkörper stabilisiert. Er soll daher eine positive Wirkung bei psychischen Störungen haben. Soll den Geist reinigen und beruhigen und führt daher zu einer gelasseneren Lebenseinstellung. Er kann somit positiv bei Wut und auch Erschöpfung wirken. Die ausgleichende Wirkung auf das Zentralnervensystem kann bei manisch-depressiven Beschwerden hilfreich sein.

Körper: Hat eine beruhigende Wirkung auf das Herz, senkt hohen Blutdruck und besänftigt Herzklopfen. Seit langem ist Lavendel als wirksames Mittel gegen Schlafstörungen bekannt.

Die schmerzlindernde Wirkung ist bei Muskelkrämpfen von Nutzen, günstig bei Verstauchungen, Zerrungen und stechenden rheumatischen Schmerzen. Eine Mischung mit Majoran erhöht die Wirksamkeit.

Wohltuend für die Atemwege, bekämpft Bronchitis, Asthma, Katarrhe, Erkältungen, Kehlkopf- und Rachenentzündungen. Hält aufgrund seiner antiviralen Eigenschaften Infektionen in Schach.

Nützlich bei Menstruationsproblemen, z. B. spärlicher oder schmerzhafter Blutung, und Ausfluß. Kann bei Entbindungen hilfreich sein, da es die Schmerzen lindert und den Geburtsvorgang beschleunigt. Eine Massage des unteren Rückens unterstützt das Ausstoßen der Nachgeburt.

Soll die Milz (die angeblich der Sitz der Wut ist) und die Leber reinigen. Erhöht die Sekretion der Magensäfte, nützlich bei Übelkeit, Erbrechen, Koliken und Blähungen. Regt die Produktion von Gallenflüssigkeit an, unterstützt daher die Fettverdauung.

Lavendel ist den meisten Menschen als Insektizid bekannt, zur Abwehr von Motten und Insekten, wirkungsvoll zur Luftreinigung.

Wirkung auf die Haut: Wertvoll bei den meisten Hautkrankheiten, da es das Wachstum neuer Zellen fördert und die Talgproduktion ins Gleichgewicht bringt. Wirkt ausgesprochen heilend bei Verbrennungen, auch Sonnenbrand, und ist hilfreich bei Akne, Ekzemen und Schuppenflechte. Soll auch Abszesse, Furunkel und Karbunkel beseitigen, die Vermehrung von Pilzen hemmen, Schwellungen reduzieren, die Narbenheilung fördern und die Ausbreitung von Wundbrand verhindern. Lavendel ist außerdem ein gutes Haarwasser, das bei Haarausfall nützlich sein kann.

Paßt gut zu: Bergamotte, Citronella, Jasmin, Kamille, Kiefer, Lorbeer, Mandarine, Muskat, Muskatellersalbei, Orange, Patchouli, Rosengeranie, Rosmarin, Thymian, Zitrone.

Lemongrass

Pflanze/Teil:	Gras/Blätter
Botanischer Name:	Cymbopogon citratus/flexuosus
Familie:	Gramineae
Note:	Kopf
Planet:	–
Extraktion:	Destillation

Duft: Stark, süß und zitronig.

Beschreibung: Dieses eher scharfe, aber doch angenehme ätherische Öl wird aus zwei Arten eines frisch geschnittenen Grases destilliert, das auf großen Feldern angebaut wird. Das bis 90 cm hohe Gras stammt aus Indien, wird aber auch in anderen tropischen Gegenden kultiviert, z. B. in Brasilien, China, auf den Westindischen Inseln und auf Sri Lanka.

Geschichte und Mythos: Lemongrass ist in Indien seit Hunderten von Jahren ein sehr beliebtes Öl. Die dort übliche Bezeichnung *Choomana poolu* bezieht sich auf die roten Halme der Pflanze. Früher wurde es auch als »Indische Verbene« oder »Indisches Melissenöl« bezeichnet. Man schätzte es seiner fiebersenkenden Wirkung wegen. Zudem soll es Infektionskrankheiten lindern und sogar die Entwicklung von Tumoren hemmen.

Bis zum Zweiten Weltkrieg war Indien der Hauptlieferant. Heute exportieren die Westindischen Inseln das meiste Öl. Das ostindische Öl wird aus *Cymbopogon flexuosus* gewonnen, das westindische hingegen aus *Cymbopogon citratus*. Ein qualitativ gutes Öl wird auch in den USA produziert. Wenn das Öl Luft und Licht ausgesetzt wird, nimmt sein Citralgehalt ab. Es wird zur Herstellung von Kosmetika, Parfüms, Reinigungsmitteln und Seifen verwendet.

Chemische Bestandteile: Farnesol, Geraniol, Nerol (Alkohole), Citral, Citronellal (Aldehyde), Limonen, Myrcen (Terpene).

Eigenschaften: Anregend, antidepressiv, antiseptisch, bakterizid, blähungstreibend, desodorierend, fungizid, harntreibend, insektizid, kräftigend, milchtreibend, verdauungsfördernd, vorbeugend.

Bitte beachten: Ein eher scharfes ätherisches Öl, das empfindliche Haut reizen kann. Dosieren Sie daher niedrig!

Geist und Seele: Anregend, belebend, energetisierend, hilft bei Erschöpfung. Hebt die Stimmung und sorgt dafür, daß die Dinge wieder in Bewegung kommen.

Körper: Ist aufgrund der vitalisierenden Wirkung ein gutes Kräftigungsmittel für den Körper. Empfehlenswert für Zeiten der Rekonvaleszenz, da es dem parasympathischen Nervensystem neuen Auftrieb gibt. Wirkt anregend auf die Drüsensekretion und auf die an der Verdauung beteiligten Muskeln. Fördert den Appetit, soll bei Dickdarmentzündung, Verdauungsbeschwerden und Magen-Darm-Entzündung helfen.

Die starke antiseptische Wirkung verhindert die Ausbreitung ansteckender Krankheiten, daher ist es besonders bei Infektionen der Atemwege, z. B. Halsschmerzen, Rachenentzündung und Fieber, zu empfehlen.

Ausgezeichnet bei Muskelschmerzen, da es die Muskeln geschmeidiger macht und den Abtransport von Milchsäure unterstützt und außerdem die Durchblutung anregt. Der tonisierende Effekt auf die Muskeln kann bei einer Haut, die durch eine Diät

oder mangelnde Bewegung schlaff geworden ist, hilfreich sein.
Wohltuend für müde Beine, besonders nach langem Stehen.
Die kräftigende Wirkung auf den Körper mildert bestimmte Jetlag-Symptome, beseitigt Kopfschmerzen und hilft bei Erschöpfung.
Unterstützt den Milchfluß bei stillenden Müttern.
Vertreibt Insekten und befreit Tiere von Ungeziefer und Flöhen.
Wirkung auf die Haut: Verleiht der Haut wieder Spannkraft. Soll Akne beseitigen und bei fettiger Haut die Talgdrüsenproduktion ins Gleichgewicht bringen. Bei Fußpilz und anderen Pilzinfektionen zeigt es ebenfalls eine gute Wirkung.
Paßt gut zu: Basilikum, Jasmin, Koriander, Lavendel, Neroli, Niaouli, Palmarosa, Rosengeranie, Rosmarin, Schafgarbe, Teebaum, Zeder.

Limette

Pflanze/Teil:	Obst/Schale
Botanischer Name:	Citrus medica/aurantifolia
Familie:	Rutaceae
Note:	Kopf
Planet:	Sonne
Extraktion:	Auspressen und Destillation

Duft: Eher scharf und bitter-süß.

Beschreibung: Die ursprünglich in Asien heimische Limette wird mittlerweile in vielen warmen Ländern angebaut, vor allem in Italien, auf den Westindischen Inseln und in Amerika. Sie gleicht äußerlich der Zitrone, ist aber grüner und mehr kugelförmig. Das durch Auspressen gewonnene Öl ist auch sehr viel leichter als das der Zitrone.

Geschichte und Mythos: Die Limette wurde von den Mauren nach Europa und dann im 16. Jahrhundert von den spanischen und portugiesischen Eroberern nach Amerika gebracht. Die Schiffe, die Limetten geladen hatten, wurden als »Saftkähne« bezeichnet. Die Limetten nahm die Mannschaft als Vorbeugung gegen Skorbut – einer Mangelkrankheit, die allgemeine Schwäche verursacht. Limetten sind seitdem als reichhaltige Quelle für Vitamin C bekannt.

Die Saft- und Fruchtindustrie entwickelte sich im 19. Jahrhundert auf den Westindischen Inseln. Das Öl diente dieser als Geschmacksstoff für Ginger Ale und Cola-Getränke. Auch in der Parfümindustrie kommt es zur Anwendung. Der Duft eines süßen Limettenöls gleicht dem von Bergamotte.

Chemische Bestandteile: Linalool, Terpineol (Alkohole), Citral (Aldehyd), Linalylacetat (Ester), Bergapten (Lacton), Limonen, Pinen, Sabinen, Terpinolen (Terpene).

Eigenschaften: Adstringierend, antiseptisch, antiviral, appetitanregend, bakterizid, blutstillend, desinfizierend, fiebersenkend, genesungsfördernd, insektizid, kräftigend, Skorbut bekämpfend.

Bitte beachten: Kann die Lichtempfindlichkeit der Haut erhöhen, daher sollte man sich bei Anwendung des Öls nicht zu starker Sonneneinstrahlung aussetzen. Kann empfindliche Haut generell reizen.

Geist und Seele: Stark aktivierend und anregend, besonders bei Apathie, Angst und Depressionen. Erfrischt und belebt einen müden Geist.

Körper: Wirkt kühlend bei Fieber, besonders bei Erkältungen, Halsschmerzen und Grippe. Lindert Husten, Schleimansammlungen im Brustkorb, Katarrh und Nebenhöhlenentzündung. Stärkt das Immunsystem, hält daher Infektionen in Schach. Sorgt nach einer Krankheit für neue Energie. Regt den Appetit und die Sekretion der Verdauungssäfte an, daher unter Umständen nützlich für Magersüchtige. Soll den Folgen von Alkoholismus entgegenwirken, aufgrund seiner desinfizierenden, die Genesung fördernden Eigenschaften. Kann bei Rheumaschmerzen helfen.

Wirkung auf die Haut: Wirkt aufgrund seiner adstringierenden, belebenden und erfrischenden Eigenschaften klärend bei fettiger Haut. Soll auch Blutungen aus (Schnitt-) Wunden zum Stillstand bringen.

Paßt gut zu: Angelika, Bergamotte, Lavendel, Lindenblüte, Neroli, Muskat, Palmarosa, Rose, Rosengeranie, Veilchen, Ylang-Ylang.

Lindenblüte

Pflanze/Teil:	Baum/Blüten
Botanischer Name:	Tilia europaea
Familie:	Tiliaceae
Note:	Basis
Planet:	Jupiter oder Venus
Extraktion:	Enfleurage

Duft: Süß, schwer und leicht würzig, lange haftend.

Beschreibung: Die bis 30 m hohe Europäische Linde – angeblich eine Kreuzung zwischen *Tilia platyphyllos* und *Tilia cordata* – ist ein vertrauter Anblick an vielen Straßen. Der Baum besitzt eine matt-graue Rinde, weit ausladende Äste und gezähnte Blätter, die oben dunkelgrün und unten hellgrün sind. Der in den herabhängenden weißen Blüten vorhandene reichliche Nektar versetzt Bienen in einen wahren Freudenrausch.

Geschichte und Mythos: Die Blüten standen im Ruf, Epilepsie und Lähmungen heilen zu können. Die alten Germanen machten die Linde zum Symbol ihrer Nation. Die praktischeren Römer kochten die Rinde mit Fleisch, damit es weniger salzig schmeckte. Lindenblüten sind oft mit Hopfen gemischt worden, um den Schlaf zu fördern. Lindenblütentee ist ein in Frankreich beliebtes Mittel gegen Schlaflosigkeit und Verdauungsbeschwerden. Früher verwendete man eine Mischung aus Lindenholzkohle und Wasser zur Absorption von Magengiften. Ebenso wurden Lindenblüten bei eiternden Wunden und krebsigen Wucherungen verwendet. Die Bezeichnung *Tilia* stammt möglicherweise von dem alten Wort *Ptilon,* das »Feder« bedeutet und auf das Aussehen der Blätter verweist. Der englische Bildhauer Grimling Gibbons, der Ende des 17., Anfang des 18. Jahrhunderts die Innenausstattung der Königsschlösser Kensington, Whitehall und Windsor schnitzte, arbeitete am liebsten mit Lindenholz. Leider ist das reine Blütenöl schwer erhältlich, da ein Ersatzöl sehr einfach industriell hergestellt werden kann.

Chemische Bestandteile: Farnesol (Alkohol).

Eigenschaften: Adstringierend, beruhigend, blutdrucksenkend, erweichend, gehirnwirksam, harntreibend, hustenlindernd, kräftigend, krampflösend, nervenstärkend, schleimlösend, schweißtreibend.

Bitte beachten: Der Duft ist für manche Leute unter Umständen zu »berauschend«; kann bei empfindlicher Haut Allergien auslösen.

Geist und Seele: Ein sehr entspannendes Öl, das einen tiefen Schlaf fördert.

Körper: Ist ein ausgezeichnetes Kräftigungsmittel für das Nervensystem, hilfreich bei Kopfschmerzen, Migräne, Nervenschmerzen und Schwindel. Soll auch gegen hohen Blutdruck wirksam sein, wenn dieser nervöser Anspannung zu verdanken ist. Der reinigende, verdünnende Einfluß auf das Blut kann bei chronischen Kreislauferkrankungen von Vorteil sein. Gut wirksam bei hohem Cholesterinspiegel und hilfreich bei Anämie.

Nützlich bei chronischen Krankheiten, bringt fieberhafte Erkältungen zum Abklingen, da es zwar schweißtreibend wirkt, nächtlichen Schweißausbrüchen aber entgegensteuert. Generell wirksam bei Atemwegserkrankungen, d. h. Grippe, Rippenfellentzündung und Bronchitis. Macht die Atemwege frei, erleichtert das Atmen und lindert Husten.

Die harntreibende Wirkung ist bei Nierenbeschwerden von Vorteil, da Schleim beseitigt wird. Der kräftigende, entgiftende Einfluß auf die Leber kann bei Hepatitis helfen. Soll auch Magenbeschwerden, Verdauungsstörungen und Durchfall beheben und Mundgeschwüre beseitigen.

Schwemmt überschüssigen Harnstoff aus, kann daher Rheuma, Gicht und Ischias lindern helfen.

Stärkt die Augenmuskeln, sollte aber nicht direkt auf sie aufgetragen werden.

Wirkung auf die Haut: Die beruhigende und straffende Wirkung verzögert die Faltenbildung. Soll auch bei Hautunreinheiten, Sommersprossen und Verbrennungen helfen. Wirkt belebend auf die Kopfhaut, was das Haarwachstum anregt.

Paßt gut zu: Benzoe, Citronella, Grapefruit, Ingwer, Jasmin, Lavendel, Neroli, Palmarosa, Rose, Veilchen, Verbene, Ylang-Ylang.

Litsea cubeba

Pflanze/Teil:	Baum/Frucht
Botanischer Name:	Litsea cubeba
Familie:	Lauraceae
Note:	Kopf
Planet:	–
Extraktion:	Destillation

Duft: Süß, zitrusartig, fruchtig, mit blumigen Untertönen.

Beschreibung: Der kleine, aus Asien stammende Baum hat würzige Früchte und duftende Blätter und Blüten. Er wird vor allem in China und Malaysia angebaut und ist dort als »Chinesischer Pfeffer«, »May Chang« und »Berggewürzbaum« bekannt.

Geschichte und Mythos: Dieser Baum ist erst vor kurzem im Westen bekannt geworden. In den 50er Jahren wurde das ätherische Öl zum erstenmal aus den pfefferähnlichen Früchten destilliert. Es begann mit Lemongrass, das eher »fettig« wirkt, um die Gunst des Publikums zu konkurrieren. Der Citralgehalt beider Öle ist fast identisch; allerdings ist der Duft von Lemongrass etwas länger haftend.

Litsea cubeba wurde in der chinesischen Küche als Geschmacksstoff verwendet. Er wurde aber auch zur Behandlung von Krebstumoren eingesetzt. Ist heute ein weitverbreitetes Ingrediens von Seifen, Parfüms und Deodorants.

Chemische Bestandteile: Geraniol, Linalool (Alkohole), Citral, Citronellal (Aldehyde), Linalylacetat (Ester), Cineol (Keton), Cadinen (Sesquiterpen), Limonen, Sabinen (Terpene).

Bitte beachten: Ein eher starker Duft, daher lieber niedrig dosieren.

Eigenschaften: Adstringierend, anregend, antidepressiv, antiseptisch, bakterizid, blähungstreibend, insektizid, kräftigend, milchtreibend.

Geist und Seele: Sehr aufmunternd und anregend – soll eine »sonnige« Atmosphäre erzeugen.

Körper: Besitzt eine anregende und vitalisierende Wirkung auf den Körper und stärkt insbesondere Herz und Atemwege. Soll nützlich sein, wenn der Energiepegel im Keller ist. Steht im Ruf, die Bronchien zu erweitern, und ist daher empfehlenswert bei Bronchitis und Asthma. In einigen Untersuchungen ist von einer positiven Wirkung bei koronaren Herzkrankheiten die Rede.

Regt die Verdauung und den Appetit an und lindert Blähungen und Übelkeit. Soll Mundsoor heilen. Hilfreich für stillende Mütter, wenn Probleme mit der Milchbildung auftreten.

Wirkung auf die Haut: Die kräftigenden, adstringierenden Eigenschaften wirken ausgleichend bei fettiger Haut und fettigem Haar.

Paßt gut zu: Basilikum, Guajakholz, Jasmin, Lavendel, Neroli, Orange, Petitgrain, Rose, Rosengeranie, Rosenholz, Rosmarin, Verbene, Ylang-Ylang.

Lorbeer

Pflanze/Teil:	Baum/Blatt
Botanischer Name:	Laurus nobilis
Familie:	Lauraceae
Note:	Kopf
Planet:	Sonne
Extraktion:	Destillation

Duft: Süß und würzig, ein wenig wie Zimt.

Beschreibung: Dieser robuste immergrüne Baum, der über 9 m hoch wird, ist im südlichen Europa heimisch. Er besitzt längliche, lanzettförmige, ledrig-glänzende Blätter, kleine cremegelbe Blüten und schwarze Beeren. Das Öl kommt oft aus Marokko und Spanien.

Geschichte und Mythos: Bereits bei den alten Ägyptern fand der Lorbeer vielseitige Verwendung. Den Römern galt er als Symbol für Weisheit, Schutz und Frieden. Apollo, der Gott der Heilung, wurde mit dem Lorbeerbaum assoziiert. Das etymologisch verwandte lateinische Wort *laudis* bedeutet »preisen«, und tatsächlich wurden die Sieger bei den Olympischen Spielen mit Lorbeerkränzen geschmückt. Auch der Begriff des *poeta laureatus,* des mit einem Lorbeerkranz geschmückten Dichters, geht auf diesen Brauch zurück. Im Deutschen gibt es in diesem Zusammenhang den Ausdruck »sich auf seinen Lorbeeren ausruhen«.

Es heißt, ein Lorbeerblatt unter dem Kopfkissen würde zu angenehmen und prophetischen Träumen führen. Wenn man es aber nur an Suppen und Saucen gibt, fördert es die Verdauung, denn es regt den Speichelfluß an. In griechischen Kirchen wird der Fußboden nach alter Tradition immer noch mit Lorbeerblättern bestreut. Aus dem langlebigen Holz wurden auch Spazierstöcke hergestellt.

Chemische Bestandteile: Geraniol, Linalool, Terpineol (Alkohole), Cineol (Keton), Eugenol (Phenol), Phellandren, Pinen (Terpene).

Eigenschaften: Adstringierend, anregend, antiseptisch, appetitanregend, entbindungsfördernd, fiebersenkend, galletreibend, harntreibend, insektizid, kräftigend, krampflösend, leberstärkend, magenwirksam, menstruationsfördernd, schmerzlindernd (auch bei Nervenschmerzen), schweißtreibend.

Bitte beachten: Die Römer liebten nichts mehr, als in ein Bad mit Lorbeerblättern zu steigen. Das ätherische Öl kann jedoch Haut und Schleimhäute reizen und wird daher am besten umsichtig angewendet. Schwangere sollten es auf jeden Fall meiden.

Geist und Seele: Wirkt leicht narkotisierend und wärmend auf die Gefühle.

Körper: Übt eine starke Wirkung auf das Verdauungssystem aus. Vertreibt Blähungen, wirkt beruhigend bei Magenschmerzen und stärkt Leber und Nieren. Vermehrt die Harnausscheidung.

Kann bei Rheuma- und anderen Schmerzen sowie Verstauchungen helfen, vor allem in Kombination mit Rose und Wacholder.

Soll Fieber senken, weil es schweißtreibend wirkt. Anerkanntermaßen wirksam bei Infektionskrankheiten, soll bei Bronchitis helfen.

Stärkt das Fortpflanzungssystem, wirkt regulierend bei schwachen Blutungen und beschleunigt die Entbindung. Kann auch dazu beitragen, Ohrinfektionen zu lindern, vermindert so Schwindel und stellt den Gleichgewichtssinn wieder her.

Wirkung auf die Haut: Steht im Ruf eines guten Kräftigungsmittels für Haar und Kopfhaut, regt das Haarwachstum an und beseitigt Schuppen. Verhilft zu einem schnelleren Rückgang von Blutergüssen, hilft bei Entzündungen und läßt Narben besser verheilen.

Paßt gut zu: Eukalyptus, Ingwer, Koriander, Lavendel, Majoran, Orange, Rose, Rosmarin, Thymian, Wacholder, Ylang-Ylang, Zeder, Zitrone.

Mandarine

Pflanze/Teil:	Baum/Schale
Botanischer Name:	Citrus madurensis
Familie:	Rutaceae
Note:	Kopf bis Herz
Planet:	–
Extraktion:	Auspressen

Duft: Zart, süß, scharf, mit blumigen Untertönen.

Beschreibung: Der ertragreiche Obstbaum liebt ein feuchtheißes Klima. Allerdings kann die Ölausbeute bei Bäumen, die in gemäßigteren Klimazonen wachsen, größer sein; halbreife Früchte bringen den größten Ertrag. Zu den Anbaugebieten zählen Brasilien, Spanien, Italien und Kalifornien. Die Tangerine, die zur selben Art gehört, besitzt ein schwächeres, zarteres Aroma.

Geschichte und Mythos: Die Herrscher Chinas wurden früher als »Mandarine« bezeichnet, da sie als Zeichen des Respekts traditionell eine süße Frucht aus der Art der Orangengewächse erhielten. In den letzten 200 Jahren wurde die Mandarine auch in Europa überaus populär. Heute wird sie vor allem im Mittelmeerraum in großem Stil angebaut. Mandarinenöl wird vor allem in der Parfümerie und in der Lebensmittelindustrie verwendet.

Chemische Bestandteile: Geraniol (Alkohol), Citral, Citronellal (Aldehyde), Methylanthranilat (Ester), Limonen (Terpen).

Eigenschaften: Beruhigend, erweichend, galletreibend, kräftigend, krampflösend, verdauungsfördernd, zellerneuernd.

Bitte beachten: Kann die Lichtempfindlichkeit der Haut erhöhen, daher am besten nicht vor einem Sonnenbad verwenden.
Geist und Seele: Der erfrischende Duft hebt die Stimmung und kann Depression und Angst vertreiben.
Körper: Stärkt die Verdauung und regt den Appetit an, vor allem nach einer Krankheit oder depressionsbedingter Appetitlosigkeit. Soll die Leber stimulieren und unterstützt die Regulierung der Stoffwechselprozesse, insbesondere die Sekretion von Galle und die Aufspaltung der Fette. Wirkt beruhigend auf den Darm und beseitigt Blähungen.
Es wird oft auch (in geringerer Dosierung) bei Kindern und Schwangeren eingesetzt und bei allen, die sich ein bißchen zerbrechlich fühlen. Im allgemeinen wirkt es vitalisierend und kräftigend.
Die aufmunternde Wirkung kann in Kombination mit anderen Ölen prämenstruelle Spannungen lindern. Wirkt möglicherweise besser, wenn es mit anderen Zitrusölen gemischt wird.
Wirkung auf die Haut: Wird oft in Kombination mit Neroli und Lavendel angewendet, um Schwangerschaftsstreifen zu beseitigen und die Vernarbung zu fördern.
Paßt gut zu: Basilikum, Bergamotte, Grapefruit, Kamille, Koriander, Lavendel, Limette, Majoran, Neroli, Palmarosa, Petitgrain, Rose, schwarzem Pfeffer, Zitrone.

Majoran

Pflanze/Teil:	Kraut/blühende Spitzen und Blätter
Botanischer Name:	Origanum majorana
Familie:	Labiatae
Note:	Herz
Planet:	Merkur
Extraktion:	Destillation

Duft: Warm, durchdringend und leicht würzig.

Beschreibung: Es gibt verschiedene Majoran-Unterarten. Die bekannteste wächst etwa 25 cm hoch und besitzt kleine ovale Blätter und weiße oder rosafarbene Blüten. Der süße Majoran stammt aus Libyen, Ägypten und dem Mittelmeerraum; das Öl kommt meist aus Frankreich. Wilder Majoran *(Thymus mastichina)* aus Spanien ist qualitativ weniger wertvoll.

Geschichte und Mythos: Der Majoran war bei den alten Griechen eine sehr beliebte und allgemein gebräuchliche Heilpflanze. Sie behandelten Krämpfe und Flüssigkeitsansammlungen in den Geweben mit ihm und schätzten ihn als wertvolles Mittel gegen Gifte, aber auch seiner verdauungsfördernden Wirkung wegen. Er wurde Neuvermählten als Unterpfand des Glücks überreicht, worauf das griechische Wort *Orosganos,* das »Bergfreude« bedeutet, noch hinweist. Man pflanzte den Majoran auch auf Friedhöfe, wo er den verstorbenen Seelen Frieden bringen sollte.

Das lateinische Beiwort *major* bedeutet »größer« und verweist auf die angeblich lebensverlängernde Wirkung des Majorans. Im England des 17. Jahrhunderts wurde Majoran Duftsträußchen und -wässern beigegeben. Heute findet er sich als würzige Note im Schnupftabak und als Gewürz auf der Pizza.

Chemische Bestandteile: Borneol, Terpineol (Alkohole), Kampfer (Keton), Caryophyllen (Sesquiterpen), Pinen, Sabinen, Terpinen (Terpene).

Eigenschaften: Abführend, anaphrodisisch, antiseptisch, auswurffördernd, beruhigend, blähungstreibend, blutdrucksenkend, gehirnwirksam, genesungsfördernd, herzstärkend, kräftigend, krampflösend, menstruationsfördernd, nervenstärkend, schmerzlindernd, verdauungsfördernd, wundheilend.

Bitte beachten: Längere Anwendung kann zu Schläfrigkeit führen. Schwangere sollten Majoran meiden.

Geist und Seele: Beruhigt das Nervensystem, baut Angst, Streß und vielleicht auch tiefergehende seelische Traumata ab. Kräftigt den Geist, trägt dazu bei, daß man sich mit Problemen konfrontiert, und spendet aufgrund seiner »wärmenden« Wirkung auf die Gefühle Trost bei Trauer und Einsamkeit. Sehr gut für hyperaktive Menschen.

Körper: Ein sehr nützliches Öl, fördert die Gesundheit auf vielerlei Weise. Besonders effizient bei schmerzenden Muskeln, vor allem im unteren Rücken, wenn auch Verdauungsprobleme und Menstruationsstörungen im Spiel sind.

Kann bei Rheumaschmerzen und geschwollenen Gelenken helfen, besonders bei Kälteempfindung und Steifheit, da es die Durchblutung fördert. Es verbessert die Fließfähigkeit des Blutes und verhilft zu einem Gefühl des Wohlbefindens und der Wärme. Empfehlenswert zum Einreiben nach dem Sport.

Stärkt das Herz und soll hohen Blutdruck senken. Die allgemein entspannende Wirkung hilft bei Kopfschmerzen, Migräne und Schlaflosigkeit.

Majoran ist bekannt für seine beruhigende Wirkung auf die Verdauung und hilft bei Magenkrämpfen, Verdauungsbeschwerden, Verstopfung und Blähungen. Unterstützt den Körper bei der Beseitigung toxischer Schlacken. Soll bei Seekrankheit helfen.

Kann eine positive Wirkung auf Infektionen im Brustraum sowie bei Erkältungen, Nebenhöhlenentzündungen, Bronchitis und Asthma haben. Macht bei Erkältungen den Kopf frei.

Soll auch zur Regulierung des Menstruationszyklus verwendet werden können und schmerzhafte Regelblutungen lindern helfen. Steht jedoch im Ruf, die Libido zu schwächen.

Wirkung auf die Haut: Wertvoll zur Behandlung von Prellungen, da es die Blutzirkulation anregt.

Paßt gut zu: Bergamotte, Kamille, Lavendel, Mandarine, Muskat, Orange, Rosenholz, Rosmarin, Ylang-Ylang, Zeder, Zypresse.

Melisse

Pflanze/Teil:	Kraut/Blätter und Blüten
Botanischer Name:	Melissa officinalis
Familie:	Labiatae
Note:	Herz
Planet:	Jupiter
Extraktion:	Destillation

Duft: Süß und zitronenähnlich, mit blumigen Untertönen.

Beschreibung: Die mediterrane Pflanze, deren Öl hauptsächlich aus Frankreich kommt, bevorzugt eisenhaltige Böden, was Grund ihrer bekannten Wirksamkeit gegen Blutarmut sein kann. Sie wird etwa 60 cm hoch und hat kleine, leicht haarige, krause, gezähnte Blätter. Die gelblichen Blüten wirken auf Bienen besonders anziehend – *Melissa* ist das griechische Wort für »Honigbiene«.

Geschichte und Mythos: Die Bienen sollen Jupiter, als seine Mutter Rea ihn als Säugling vor ihrem Mann Chronos versteckte, mit Melissenhonig gefüttert haben. Er schmeckt wirklich köstlich – ein wahrhaft göttlicher Nektar! Paracelsus, der berühmte Schweizer Arzt, bezeichnete die Melisse als »Elixier des Lebens«, sicher auch wegen ihrer beruhigenden Wirkung auf das Herz. Die Pflanze ist berühmt für ihre verjüngenden Eigenschaften und steht im Ruf eines Allheilmittels. Im Mittleren Osten wurde sie als Herzstärkungsmittel geschätzt. Sie ist auch als »Zitronenbalsam« bekannt, wobei »Balsam« auf das hebräische *Bal-smin* zurückzuführen ist, das »Höchstes der Öle« bedeutet. In England fand die Pflanze durch die Römer

Verbreitung. Im 14. Jahrhundert war sie Bestandteil eines von französischen Karmeliterinnen hergestellten Arzneimittels (»Karmelitergeist«, »Melissengeist«). In der Elisabethanischen Ära wurden die Blätter bei der Weinherstellung und später auch in Möbelpolituren verwendet. Das Öl wird oft verfälscht – echtes Melissenöl ist teuer.

Chemische Bestandteile: Citronellsäure (Säure), Citronellol, Geraniol, Linalool (Alkohole), Citral, Citronellal (Aldehyde), Geranylacetat (Ester), Caryophyllen (Sesquiterpen).

Bitte beachten: Da Melisse dazu beiträgt, den Menstruationszyklus zu normalisieren, wird sie in der Schwangerschaft am besten gemieden. Kann außerdem empfindliche Haut reizen.

Eigenschaften: Antiallergen, antidepressiv, beruhigend, blähungstreibend, blutdrucksenkend, fiebersenkend, gebärmutterstärkend, herzstärkend, kräftigend, krampflösend, magenwirksam, nervenstärkend, schweißtreibend, verdauungsfördernd.

Geist und Seele: Scheint eine beruhigende, aber aufhellende Wirkung auf die Gefühle zu haben. Empfehlenswert bei Überempfindlichkeit. Soll seelische Blockaden abbauen helfen und wirkt sehr beruhigend bei Schock, Panik und Hysterie. Kann Hinterbliebenen Trost spenden, da es hilft, einem Verlust ins Auge zu sehen, und vermittelt eine positive Einstellung.

Körper: Die beruhigende Wirkung ist eine Wohltat für den Kreislauf; sie senkt hohen Blutdruck, verlangsamt den Herzschlag und hilft bei Übererregung des Organismus. Ist generell ein gutes Stärkungsmittel für das Herz, aber ebenso nützlich bei Krämpfen und Erschöpfung.

Steht in Beziehung zum weiblichen Fortpflanzungssystem, normalisiert den Zyklus und lindert aufgrund seiner entspannenden Wirkung schmerzhafte Regelblutungen. Der stärkende Einfluß

auf die Gebärmutter kann bei Empfängnisschwierigkeiten helfen.
Soll auch den Magen und die Verdauung in Ordnung bringen. Hilft unter anderem bei Übelkeit, Blähungen, Erbrechen, Dyspepsie und Ruhr.
Ist hilfreich bei Erkältungen, wirkt kühlend bei Fieber. Scheint Migräne und erkältungsbedingte Kopfschmerzen zu lindern.
Gutes Insektenschutzmittel, hilft auch bei Insektenstichen.
Steht im Ruf, Allergien entgegenzuwirken, ist daher unter Umständen gut für Asthmatiker, soll bei beschleunigter Atmung beruhigend wirken.
Wirkung auf die Haut: Wirkt blutstillend und kann Pilzinfektionen und Ekzeme günstig beeinflussen. Gut gegen fettiges Haar und Haarausfall.
Paßt gut zu: Basilikum, Guajakholz, Ingwer, Jasmin, Kamille, Lavendel, Lorbeer, Majoran, Neroli, Rose, Rosengeranie, Rosmarin, Veilchen, Weihrauch, Ylang-Ylang.

Muskat

Pflanze/Teil: Baum/Frucht
Botanischer Name: Myristica fragrans
Familie: Myristicaceae
Note: Kopf
Planet: Jupiter
Extraktion: Destillation

Duft: Scharf, würzig, ziemlich moschusartig und wärmend.

Beschreibung: Muskatnüsse wachsen auf einem bis zu 14 m hohen robusten immergrünen Baum, der auf den Molukken heimisch ist, aber auch auf Pinang, Java, den Westindischen Inseln und Sri Lanka wächst. Es heißt, ein männlicher Baum würde 20 weibliche Bäume bestäuben. Muskatnüsse gleichen kleinen Pfirsichen und sind in bezug auf Größe, Form und Qualität sehr unterschiedlich. Das Öl wird aus dem Kern der Samen gewonnen. Aus der Fruchthülle wird Muskatblütenöl hergestellt, das allerdings schwer erhältlich ist.

Geschichte und Mythos: Muskatnüsse werden noch nicht so lange verwendet wie die als »Muskatblüte« bezeichneten Fruchthüllen, die von den antiken Zivilisationen sehr geschätzt wurden. Die Inder verwendeten Muskatnüsse bei Verdauungsstörungen, die Ägypter benötigten sie zum Einbalsamieren. Sie waren Bestandteil einer italienischen Räucherwerkmischung, die zusammen mit Lorbeer, Nelken, Wacholder, Myrrhe und Rose vor der Pest schützen sollte. Im Mittelalter waren sie ein bekanntes Heilmittel gegen Hämorrhoiden und wurden gerieben und mit Speck vermischt als Salbe benutzt.

Außerdem nahm man an, Muskatnüsse würden den Magen stärken.

Bis 1605 besaß Portugal das Monopol auf den Handel mit diesem Gewürz, anschließend die Holländer. Erst 1768 wurde die auch als *Nux moschata* bekannte Muskatnuß in andere Länder eingeführt. Muskatnüsse sind zum Aromatisieren von Nahrungsmitteln, als Zutat zu Spirituosen, Zahnpflegeprodukten, Parfüms und Haarwässern verwendet worden.

Chemische Bestandteile: Borneol, Geraniol, Linalool, Terpineol (Alkohole), Eugenol, Myristicin, Savrol (Phenole), Camphen, Dipenten, Pinen (Terpene).

Eigenschaften: Abführend, anregend, antiseptisch, aphrodisisch, blähungstreibend, brechreizlindernd, entbindungsfördernd, herzstärkend, kräftigend, krampflösend, magenwirksam, menstruationsfördernd, schmerzlindernd (auch bei Zahnschmerzen).

Bitte beachten: Bei diesem sehr starken Öl ist Vorsicht geboten, denn längere Anwendung kann die motorischen Nerven übererregen, zu Unwohlsein und im schlimmsten Fall zu Delirium und Tremor führen, obwohl umgekehrt auch Starrheit und Taubheitsgefühle die Folge sein können. Kann auch das Herz überbelasten und die Haut reizen. Wird in der Schwangerschaft am besten gemieden.

Geist und Seele: Kräftigt und aktiviert den Geist, kann bei Ohnmachtsanfällen die Lebensgeister wieder wecken.

Körper: Wirkt in erster Linie auf das Verdauungssystem und unterstützt die Aufspaltung von Fetten und Stärke. Es regt zudem den Appetit an. Kann bei Blähungen, Übelkeit, chronischem Erbrechen, Mundgeruch und Durchfall positiv wirken – beugt allerdings auch Verstopfung vor. Ist ein Darmantiseptikum und soll Gallensteine auflösen.

Stärkt das Fortpflanzungssystem, da es das Hormon Östrogen imitiert. Es reguliert daher schwache Periodenblutungen und lindert Schmerzen. Soll bei sexuellen Problemen helfen, gilt als Aphrodisiakum. Verstärkt die Wehen, daher hilfreich bei der Geburt.

Ist aufgrund der wärmenden Wirkung eine Wohltat bei Muskelschmerzen sowie (vor allem chronischem) Rheuma. Kann auch den scharfen, stechenden Schmerz bei Neuralgien lindern. Ein sehr anregendes Öl, das Herz und Kreislauf kräftigt.

Wirkung auf die Haut: Soll ein gutes Haarwasser sein.

Paßt gut zu: Galbanum, Gewürznelke, Koriander, Limette, Melisse, Orange, Patchouli, Rosmarin, schwarzem Pfeffer, Teebaum, Weihrauch, Zimt, Zitrone, Zypresse.

Muskatellersalbei

Pflanze/Teil:	Kraut/blühende Spitzen und Blätter
Botanischer Name:	Salvia sclarea
Familie:	Labiatae
Note:	Kopf bis Herz
Planet:	Mond oder Merkur
Extraktion:	Destillation

Duft: Krautig, nußartig, schwer.

Beschreibung: Der lateinische Begriff *sclarea* stammt von dem griechischen *skeria*, das »Hartheit« bedeutet und sich auf die weiß-blauen Blütenblätter bezieht, die in einer harten Spitze enden. Der etwa 60 cm hohe rötliche Stengel weist große, herzförmige, krause Blätter auf. Die Pflanze ist vornehmlich heimisch, wächst aber auch in den USA. Das oft aus Frankreich und Marokko kommende Öl wird aus dem frischen Kraut destilliert.

Geschichte und Mythos: Die Pflanze wuchs ursprünglich in Südeuropa und wurde oft in deutschen Weinbergen angebaut. Nachdem sie 1562 in England eingeführt worden war, verwendete man sie zuweilen anstelle von Hopfen beim Bierbrauen – was sicher den Rauscheffekt verstärkte! Im Mittelalter bezeichnete man sie als *Occulus Christi*, als »Auge Christi«. Heute ist sie ein verbreitetes Ingrediens von Parfüms.

Chemische Bestandteile: Linalool, Salviol (Alkohole), Linalylacetat (Ester), Cineol (Keton), Caryophyllen (Sesquiterpen).

Eigenschaften: Antidepressiv, antiseptisch, aphrodisisch, balsamisch, beruhigend, blähungstreibend, blutdrucksenkend, desodorierend, entbindungsfördernd, entzündungshemmend, gebärmutterstärkend, kräftigend, krampflösend, magenwirksam, menstruationsfördernd, nervenstärkend, Schwitzen stoppend, verdauungsfördernd.

Bitte beachten: Sehr beruhigend, setzt das Konzentrationsvermögen herab – nicht benutzen, wenn Sie anschließend Auto fahren. Auch nicht in Verbindung mit Alkohol nehmen, da dies zu Übelkeit führen kann. Große Mengen können Kopfschmerzen verursachen.

Geist und Seele: Das wärmende, entspannende Öl lindert nervöse Spannungen, beruhigt einen sich überschlagenden Geist und baut Panik ab. Die euphorisierende Wirkung fördert ein Gefühl des Wohlbefindens und die Fähigkeit, die Dinge im richtigen Verhältnis zu sehen. Ausgezeichnetes Stärkungsmittel für die Nerven.

Körper: Kräftigt die Gebärmutter und hilft daher bei Problemen in diesem Bereich. Wirkt regulierend auf den Hormonhaushalt, bringt daher schwache Blutungen ins Gleichgewicht, lindert prämenstruelle Spannungen und schmerzhafte Krämpfe im unteren Rücken, da es die Muskeln lockert. Hat eine gute Wirkung bei sexuellen Problemen, da es Streß abbaut und eine positive Wirkung auf die Fruchtbarkeit von Mann und Frau ausübt. Unterstützt die Wehen, fördert die Entspannung und lindert postnatale Depressionen.

Bessert Verdauungsbeschwerden, z. B. Blähungen und Magenkrämpfe, und kräftigt die Nieren.

Kann Kopfschmerzen und Migräne lindern, da es Anspannungen beseitigt. Die beruhigende Wirkung trägt dazu bei, die oft mit Muskelkrämpfen einhergehende Angst abzubauen. Verhindert exzessives Schwitzen, vor allem auch bei Tuberkulose.

Günstig bei Asthma und Halsschmerzen. Stärkt generell das Immunsystem und die Rekonvaleszenz.

Die euphorisierende und stimmungsaufhellende Wirkung hilft, von Drogen wegzukommen, und überbrückt Panikstimmungen und das Gefühl der Hoffnungslosigkeit. Scheint allgemein kräftigend und ausgleichend auf den Körper zu wirken.

Wirkung auf die Haut: Kann die Zellen regenerieren, besonders bei Erkrankungen der Kopfhaut. Regt das Haarwachstum an. Beseitigt fettiges Haar und Schuppen, da es die Überproduktion der Talgdrüsen drosselt. Nützlich bei entzündeter und aufgedunsener Haut.

Paßt gut zu: Bergamotte, Citronella, Grapefruit, Jasmin, Lavendel, Limette, Rosengeranie, Sandelholz, Wacholder, Weihrauch, Zypresse.

Myrrhe

Pflanze/Teil:	Busch/Stamm und Zweige
Botanischer Name:	Commiphora myrrha
Familie:	Burseraceae
Note:	Basis
Planet:	Sonne
Extraktion:	Destillation

Duft: Rauchig, harzähnlich, leicht moschusartig.

Beschreibung: Es gibt viele Arten dieses bekannten Strauches, der bis fast 3 m hoch wird. Er ist in Nordafrika, Asien und Somalia heimisch. Das Öl stammt gewöhnlich aus dem Mittleren Osten. Wenn die graue Rinde eingeschnitten wird, tritt ein gelblich-weißes Gummiharz aus, das zu rötlich-braunen Klumpen eintrocknet. Aus ihnen wird das Öl destilliert.

Geschichte und Mythos: In der Antike fand die Myrrhe häufige und vielseitige Verwendung. Die Ägypter verbrannten die als *phun* bezeichnete Myrrhe täglich zur Mittagszeit bei ihrem Ritual der Sonnenverehrung. Gemischt mit Koriander und Honig wurde sie zu einer Salbe für die Behandlung von Herpes verarbeitet. Man verwendete sie außerdem zur Mumifizierung sowie in Kosmetika, besonders in Gesichtsmasken.

Das Buch Esther erwähnt sie bei der rituellen Reinigung der Frauen, und als Josef von seinen Brüdern an die Ismaeliten verkauft wurde, trugen deren Kamele Gummiharz, Balsam und Myrrhe nach Ägypten. Griechische Soldaten nahmen ein Fläschchen Myrrhe mit in die Schlacht – da sie antiseptisch und entzündungshemmend wirkt. Sie wurde von den Heiligen Drei

Königen Jesus nach der Geburt zum Geschenk gemacht (Matthäus 2:11) und ihm vermischt mit Wein am Kreuz gereicht (Markus 15:23).

Chemische Bestandteile: Myrrhensäure (Säure), Zimtsäure, Kuminsäure (Aldehyde), Eugenol (Phenol), Cadinen (Sesquiterpen), Pinen, Dipenten, Heerabolen, Limonen (Terpene).

Eigenschaften: Adstringierend, anregend, antimikrobisch, antiseptisch, auswurffördernd, balsamisch, blähungstreibend, desinfizierend, desodorierend, entzündungshemmend, fungizid, gebärmutterstärkend, harntreibend, kräftigend, magenwirksam, menstruationsfördernd, schweißtreibend, wundheilend.

Bitte beachten: Fördert das Einsetzen der Menstruation, daher in der Schwangerschaft meiden.

Geist und Seele: Sorgt für neuen Auftrieb, wenn man sich schwach, apathisch und antriebsarm fühlt. Kühlt aber auch erhitzte Emotionen.

Körper: Wirkt vor allem austrocknend, z. B. bei zu viel Schleim in der Lunge. Soll generell bei Lungenbeschwerden helfen, da es reinigend wirkt. Lindert Beschwerden wie Bronchitis, Erkältungen, Halsschmerzen, Katarrh, Rachenentzündung und Husten. Hilfreich bei Drüsenfieber, das durch ein bei Halsschmerzen auftretendes Virus ausgelöst wird.

Erste Wahl bei allen Beschwerden im Mund und am Zahnfleisch. Gilt als bestes Heilmittel bei Geschwüren, Eiterfluß, Zahnfleischentzündung und schwammigem Gaumen. Günstig auch bei Mundgeruch aufgrund von anomalen Gärungsprozessen im Magen. Kräftigt den Magen, regt den Appetit an, hilft bei Durchfall, Blähungen, Magenübersäuerung und Hämorrhoiden. Wirksam bei zu schwacher Regelblutung, Weißfluß und Pilzen; beseitigt Stauungen in der Gebärmutter.

Regt die Produktion von weißen Blutkörperchen an und kräftigt daher das Immunsystem. Wirkt direkt gegen Mikroben, unterstützt somit eine schnelle Genesung.
Wirkung auf die Haut: Es hemmt die Degeneration des Gewebes, was bei Gewebsbrand nützlich sein kann. Die kühlende Wirkung unterstützt die Heilung von Furunkeln und Hautgeschwüren (auch durch Wundliegen). Nässende Wunden und rissige, feuchte Haut werden günstig beeinflußt. Kann nässende Ekzeme und Fußpilz beseitigen.
Paßt gut zu: Benzoe, Galbanum, Gewürznelke, Lavendel, Patchouli, Sandelholz, Weihrauch.

Myrte

Pflanze/Teil:	Busch/Blätter
Botanischer Name:	Myrtus communis
Familie:	Myrtaceae
Note:	Herz
Planet:	Venus oder Merkur
Extraktion:	Destillation

Duft: Frisch, leicht süß und durchdringend.

Beschreibung: Früher wuchs die Myrte wild in Nordafrika und im Iran. Heute wird sie im ganzen Mittelmeerraum angebaut, wo sie zusammen mit Rosmarin die typische Vegetation bildet. Der kleine, immergrüne Strauch besitzt glänzende grünblaue Blätter, weiße Blüten und schwarze Beeren. Früher galt das ätherische Öl aus Korsika als das beste. Heute wird es vor allem in Marokko, Österreich und Tunesien produziert.

Geschichte und Mythos: Die Ägypter behandelten nervös bedingte Muskelzuckungen im Gesicht mit Myrte; bei den Römern galt sie als Allheilmittel bei Atem- und Harnwegsbeschwerden. Die lyrisch veranlagten Griechen betrachteten sie als Symbol für Liebe und Unsterblichkeit. Ihr Ruf als Aphrodisiakum war unumstritten. Phädra, die Frau des Theseus, soll sich im Schatten eines Myrtenbaumes in Hippolytus verliebt haben. Die Myrte war aber auch Bestandteil von Parfüms und Gewürzweinen, z. B. dem römischen »Myrtidanum«. Bei den Olympischen Spielen wurden die Sieger oft mit Myrtenblättern gekrönt.

In der Bibel wird die Myrte im Zusammenhang mit Frieden erwähnt (Nehemia 8:15; Sacharia 1:8 und 11). Sie wurde oft in

Brautsträuße und Kränze geflochten und wurde auch getrocknet und als Puder für Babys verwendet. Ende des 16. Jahrhunderts hielt man sie für ein wirksames Mittel gegen Hautgeschwüre. Sie war außerdem eine Komponente eines Gesichtswassers namens »Eau d'Ange«.

Chemische Bestandteile: Geraniol, Linalool, Myrtenol, Nerol (Alkohole), Myrtenal (Aldehyd), Cineol (Keton), Camphen, Dipenten, Pinen (Terpene).

Eigenschaften: Adstringierend, antiseptisch, auswurffördernd, bakterizid, blähungstreibend, parasitizid.

Bitte beachten: Kann bei längerem Gebrauch die Schleimhaut reizen.

Geist und Seele: Kann Wut vermindern.

Körper: Soll eine ausgeprägt reinigende Wirkung haben und ist daher besonders nützlich bei Lungenbeschwerden, vor allem solchen, die mit nächtlichem Schwitzen einhergehen. Fördert aufgrund seiner beruhigenden Eigenschaften einen erholsamen Schlaf und ist nachts wohltuender als das anregend wirkende Eukalyptusöl, dessen Wirkung es sonst gleicht. Beide Öle bekämpfen zu viel Feuchtigkeit, z. B. bei einem Bronchialkatarrh, wirken klärend bei Nebenhöhlenentzündungen und halten generell Infektionen in Schach.

Bekannt ist auch die regulierende Wirkung auf den Urogenitaltrakt; lindert die Beschwerden bei Hämorrhoiden und hilft bei Durchfall und Dysenterie. Die antiseptische Wirkung unterstützt die Heilung von Blasen- und Harnröhrenentzündungen.

Kann Weißfluß stoppen, löst generell Stauungen in den Beckenorganen und soll ein wirksames Stärkungsmittel für die Gebärmutter sein.

Schreckt Ungeziefer ab.

Wirkung auf die Haut: Die antiseptische, adstringierende Wirkung fördert den Reinigungsprozeß, wenn in der Haut Stauungen vorliegen. Daher nützlich bei der Behandlung von Akne, bei der Beseitigung von Hautunreinheiten im allgemeinen und von Prellungen im besonderen. Kann auch das schilfrige Aussehen bei Schuppenflechte beseitigen.
Paßt gut zu: Bergamotte, Dill, Kardamom, Koriander, Lavendel, Lemongrass, Rosenholz, Rosmarin, Spearmint, Teebaum, Thymian, Zitrone.

Neroli

Pflanze/Teil:	Orangenbaum/Blütenblätter
Botanischer Name:	Citrus aurantium/vulgaris
Familie:	Rutaceae
Note:	Herz bis Basis
Planet:	Sonne
Extraktion:	Enfleurage/Destillation

Duft: Ein wunderschöner, betörender Blütenduft.

Beschreibung: Der Orangenbaum stammt ursprünglich aus China. Das Neroliöl kommt heute aber hauptsächlich aus Frankreich, Marokko, Portugal und Italien. Aus den weißen Blütenblättern der bitteren Sevilla-Orange *(Citrus vulgaris)* wird das angeblich beste Öl, das Neroli-Bigaradia-Öl, gewonnen. Das Öl der süßen Orange *(Citrus aurantium)* wird als Portugal-Neroli bezeichnet. In kleinen Mengen wird das Neroliöl auch aus Zitronen- und Mandarinenblüten hergestellt.

Geschichte und Mythos: Das Öl soll seinen Namen der italienischen Prinzessin Annemarie, Gräfin von Neroli, verdanken, die es als Parfüm verwendete. Orangenblüten wurden lange Zeit in Brautsträuße eingeflochten und galten als Symbol der Unschuld und der Liebe.

In China wurden die Blütenblätter zur Herstellung von Kosmetika verwendet. In England, in der Viktorianischen Ära, schätzte man die mit diesen Blütenblättern versetzten Eau de Colognes als wirksames Heilmittel gegen hysterische Anfälle. Orangenblütenwasser ist noch heute eine beliebte Zutat zu vielen Gerichten der osteuropäischen Küche. Das Öl ist allerdings sehr teuer –

zur Herstellung eines Fingerhutes voll sind große Mengen der Blüten erforderlich. Orangenblütenwasser wird oft zur Herstellung von Hautpflegeprodukten und Eau de Cologne benutzt.

Chemische Bestandteile: Phenylsäure (Säure), Nerol, Geraniol, Linalool, Nerolidol, Terpineol (Alkohole), Linalylacetat, Methylanthranilat, Nerylacetat (Ester), Jasmon (Keton), Indol (Nitrogen), Camphen, Limonen (Terpene).

Eigenschaften: Antidepressiv, antiseptisch, aphrodisisch, bakterizid, beruhigend, blähungstreibend, desodorierend, erweichend, herzstärkend, kräftigend, krampflösend, verdauungsfördernd, zellerneuernd.

Bitte beachten: Sehr entspannend, sollte daher nur angewendet werden, solange kein klarer Kopf und Konzentration erforderlich sind.

Geist und Seele: Ziemlich hypnotisch und leicht euphorisierend, soll chronische Angst, Depressionen und Streß abbauen. Beruhigt bei starker Emotionalität, Hysterie und Schock. Vermittelt ein Gefühl von Ausgeglichenheit und friedvoller Ruhe.

Körper: Ist aufgrund der beruhigenden Wirkung auf das sympathische Nervensystem ein gutes Mittel gegen Schlaflosigkeit, besonders bei depressionsbedingten Schlafstörungen. Auch hilfreich bei Neuralgien (Nervenschmerzen), Kopfschmerzen und Schwindel.

Da es Angst behebt, kann es bei sexuellen Problemen nützlich sein. Es gilt tatsächlich als effizientes Aphrodisiakum. Behebt auch die Depressivität, die mit prämenstrueller Spannung einhergeht, und bestimmte Wechseljahrsbeschwerden wie Reizbarkeit und Weinerlichkeit.

Die krampflösende Wirkung beruhigt den Darm und kann bei Dickdarmentzündungen und Durchfall helfen.

Beruhigt bei Herzklopfen und reinigt das Blut. Reguliert den Kreislauf und gilt generell als ein sehr gutes Kräftigungsmittel.
Wirkung auf die Haut: Besitzt ausgeprägte zellerneuernde Eigenschaften, unterstützt die Regeneration der Hautzellen und verbessert die Hautelastizität. Empfehlenswert vor allem bei trockener, empfindlicher und reifer Haut. Hilft generell bei Hautleiden, insbesondere bei geplatzten Äderchen, Narben und Schwangerschaftsstreifen. Soll außerdem bei Behandlungen mit Röntgenstrahlen die Haut schützen.
Paßt gut zu: Benzoe, Bergamotte, Jasmin, Koriander, Lavendel, Limette, Orange, Palmarosa, Petitgrain, Rose, Rosengeranie, Rosmarin, Sandelholz, Ylang-Ylang, Zitrone.

Niaouli

Pflanze/Teil:	Baum/Blätter und Triebe
Botanischer Name:	Melaleuca viridiflora
Familie:	Myrtaceae
Note:	Kopf
Planet:	–
Extraktion:	Destillation

Duft: Leicht süß, klar und stechend.

Beschreibung: Der große Baum ist in Australien, aber auch auf der Südseeinsel Neukaledonien weit verbreitet. Der Baum trägt gelbe Blüten und besitzt ein buschiges Blätterwerk. In diesen Ländern gilt dieser Baum als besonders heilkräftig. Man schreibt ihm z. B. die Abwesenheit von Malaria zu. Offensichtlich wirken die heruntergefallenen, den Boden bedeckenden Blätter wie ein starkes Desinfektionsmittel.

Geschichte und Mythos: Daß Niaouli bei vielen Gebrechen nützliche Dienste leistet, ist auf seine ausgeprägte bakterizide Wirkung zurückzuführen. Im Mittleren Osten wurde auch ein Getränk aus ihm bereitet. Manchmal bezeichnet man ihn mit dem französischen Begriff »Gemenol«; seinen botanischen Namen erhielt er 1788, als Cook nach Australien reiste.

Die Franzosen setzten ihn auf ihren Entbindungsstationen ein und schätzten ihn als sehr wirksames Antiseptikum. Niaouli-Öl dient bei der Behandlung von Husten, Rheuma und Neuralgien manchmal als Ersatz für Kajeput- und Eukalyptusöl. Es ist eine beliebte Zutat zu vielen pharmazeutischen Präparaten, z. B. Zahnpasten und Mundsprays.

Chemische Bestandteile: Valeriansäure (Säure), Terpineol (Alkohol), Cineol (Keton), Limonen, Pinen (Terpene).
Eigenschaften: Anregend, antirheumatisch, antiseptisch, bakterizid, fiebersenkend, insektizid, schleimlösend, schmerzlindernd, vernarbungsfördernd, wundheilend, wurmtreibend.
Geist und Seele: Allgemein anregend und belebend, klärt das Denken und unterstützt die Konzentration.
Körper: Wirkt anregend auf das Gewebe und fördert daher die lokale Durchblutung. Erhöht die Aktivität der weißen Blutkörperchen und der Antikörper und bekämpft so Infektionen. Wirkt auch sehr gut zu Beginn einer Erkrankung, es hilft den Körper zu kräftigen. Es ist eigentlich bei allen Schwächezuständen empfehlenswert. Es kann helfen, das Immunsystem bei Aidspatienten zu stärken. Diese Anwendung sollte nur in Zusammenarbeit mit qualifiziertem medizinischen Personal erfolgen. Besitzt einen starken Einfluß auf die Atemwege, hilft bei Infektionen im Brustkorb, bei Bronchitis, Tuberkulose, Grippe, Lungenentzündung, Keuchhusten, Asthma, Nebenhöhlenentzündung, Katarrh und Kehlkopfentzündung.
Hat auch eine kräftigende Wirkung auf den Darm, ist daher nützlich bei Dünndarmentzündung, Ruhr, Darmparasiten und Harnwegsinfektionen.
Die schmerzlindernden Eigenschaften kommen bei Rheuma und Neuralgien zum Tragen.
Wirkung auf die Haut: Festigt das Gewebe und unterstützt Heilungsprozesse. Gut bei Hautausschlägen, Akne, Furunkeln, Geschwüren, Verbrennungen und Schnittwunden sowie zum Auswaschen infizierter Wunden.
Paßt gut zu: Fenchel, Galbanum, Kiefer, Koriander, Lavendel, Limette, Myrte, Pfefferminze, Rosmarin, Wacholder, Zitrone.

Orange

Pflanze/Teil:	Frucht/Schale
Botanischer Name:	Citrus vulgaris/aurantium/sinensis
Familie:	Rutaceae
Note:	Kopf
Planet:	Sonne
Extraktion:	Auspressen

Duft: Würzig, erfrischend, zitrusartig.

Beschreibung: Der Orangenbaum liefert drei verschiedene ätherische Öle: Aus der Schale wird das wärmende, stimmungsaufhellende Orangenöl gewonnen. Das Neroliöl stammt von den hübschen weißen Blüten, die die zahlreichen Zweige schmücken. Und das faszinierende Petitgrainöl, das aus den Blättern hergestellt wird. Der Orangenbaum stammt aus China und Indien und wurde um das 17. Jahrhundert nach Europa eingeführt. Heute wird er im Mittelmeerraum, in Israel und in Nord- und Südamerika angepflanzt. Das ätherische Öl wird sowohl aus der süßen Orange (var. *dulcis*) als auch aus der Bitterorange (var. *amara*) hergestellt.

Geschichte und Mythos: Die Orange galt lange als Symbol der Unschuld und der Fruchtbarkeit – was man zunächst für Gegensätze halten könnte. Aber auch der Trojanische Krieg begann ganz unschuldig damit, daß Paris bei einem Schönheitswettbewerb Venus einen »goldenen Apfel«, d. h. eigentlich eine Orange, überreichte. Venus wiederum führte Paris die schöne Helena zu, vergaß aber zu erwähnen, daß die Dame bereits verheiratet war. Der Rest ist allseits bekannte Geschichte.

Der Ursprung des Wortes »Orange« ist das ägyptische *narandj;* wahrscheinlich waren es die Kreuzfahrer, die neben vielen anderen Beutestücken auch diese Frucht nach Europa brachten. Nach Kalifornien, heute ein wichtiger Standort der Ölherstellung, gelangte sie auf den Schiffen der ersten Missionare. Die Orangenschale wird bekanntermaßen in dem westindischen Likör namens Curaçao verarbeitet und außerdem in köstlichen Marmeladen. Das Öl wird auch in der Parfüm- und in der Nahrungsmittelindustrie verwendet.

Chemische Bestandteile: Nerol (Alkohol), Citral (Aldehyd), Limonen (Terpen), Methylanthranilat (Ester).

Eigenschaften: Antidepressiv, antiseptisch, beruhigend, blähungstreibend, fiebersenkend, kräftigend, krampflösend, magenwirksam, verdauungsfördernd.

Bitte beachten: Längerer Gebrauch und hohe Dosierung können empfindliche Haut reizen; außerdem wird die Lichtempfindlichkeit der Haut erhöht.

Geist und Seele: Hellt düstere Gedanken und depressive Verstimmungen auf. Vertreibt Anspannung und Streß und fördert einen positiven Blick nach vorne. Belebend, wenn man sich freud- und energielos fühlt.

Körper: Besitzt eine sehr beruhigende Wirkung auf den Magen, besonders bei Nervosität, beschwichtigt die sprichwörtlichen »Schmetterlinge im Bauch«. Hilft auch bei entsprechenden körperlichen Beschwerden und ist aufgrund seiner harmonisierenden Beschaffenheit ebenso günstig bei Durchfall und auch Verstopfung. Regt den Gallefluß an und unterstützt daher die Fettverdauung. Kann auch den Appetit anregen – also Achtung, wenn Sie eine Diät machen.

Unterstützt die Vitamin-C-Absorption und ist daher bei Virusinfektionen empfehlenswert. Hat eine günstige Wirkung bei Erkältungen, Bronchitis und Fieber, da es fiebersenkend wirkt. Unterstützt die Bildung von Kollagen, das für Wachstum und Regeneration der Körpergewebe unabdingbar ist; fördert die Entspannung, lindert daher Schmerzen in Muskeln und rachitischen Knochen. Die entspannende Wirkung ist auch bei angstbedingter Schlaflosigkeit hilfreich und kann einen hohen Cholesterinspiegel senken.

Wirkung auf die Haut: Die schweißtreibende Wirkung entfernt Toxine aus geröteter Haut, soll auch trockene Haut, Falten und Dermatitis positiv beeinflussen. Alles in allem ist es ein sehr gutes Hauttonikum.

Paßt gut zu: Angelika, Jasmin, Koriander, Lavendel, Muskatnuß, Nelke, Neroli, Petitgrain, Rose, Rosengeranie, Rosenholz, Wacholder, Weihrauch, Zimt, Zypresse.

Origano

Pflanze/Teil:	Kraut/blühende Spitzen und Blätter
Botanischer Name:	Origanum vulgare
Familie:	Labiatae
Note:	Herz
Planet:	Merkur
Extraktion:	Destillation

Duft: Krautig, holzig, trotzdem leicht würzig.

Beschreibung: Der »Wilde Majoran«, wie er auch heißt, stammt aus dem Mittelmeerraum, wächst aber heute in ganz Europa, den USA und Asien. Der haarige, holzige Stengel mit den ovalen Blättern und den purpur- bzw. rosafarbenen Blüten wird bis zu 90 cm hoch. Soll ähnliche Eigenschaften haben wie Majoran *(Origanum marjorana)*, ist aber aufgrund seines Thymolgehalts toxischer.

Geschichte und Mythos: Der Origano lieferte den Ägyptern ein sehr beliebtes Badeöl; die Griechen pflanzten ihn auf Friedhöfen, damit die Seelen der Verstorbenen Frieden fanden. Origano wurde aber auch zum Kochen und in der Medizin verwendet und galt als wirksames Mittel gegen Tuberkulose.

In Persien stellten Astrologen aus Origano eine Salbe her, die sie vor feindlichen Planeten schützen sollte. Und wie viele andere Kräuter auch wurde er in anregende Liebestränke gegeben. Um das 13. Jahrhundert herum baute man ihn in Klöstern an, aber es steht außer Frage, daß die Mönche ihn eher seiner medizinischen, denn aphrodisischen Wirkung wegen verehrten.

Chemische Bestandteile: Carvacrol, Thymol (Phenole), Cymen, Pinen (Terpene).

Eigenschaften: Abführend, anregend, antirheumatisch, antiseptisch, appetitanregend, auswurffördernd, blähungstreibend, desinfizierend, hautrötend, hustenlindernd, kräftigend, krampflösend, leberstärkend, magenwirksam, menstruationsfördernd, milzstärkend, parasitizid, schmerzlindernd, schweißtreibend, wundheilend.

Bitte beachten: Ein sehr starkes Öl, das die Schleimhäute reizen kann. Sollte in der Schwangerschaft gemieden werden. Es ist generell mit Vorsicht anzuwenden.

Geist und Seele: Kann die Nerven kräftigen und anregen; der bekannte französische Aromatherapeut Valnet behauptet, daß Origano sogar eingebildeten oder geistig Kranken helfen kann.

Körper: Die Wirksamkeit erstreckt sich in erster Linie auf das Verdauungssystem – beruhigt Magen, Leber und Milz. Kräftigt und reinigt aber auch, hat einen günstigen Einfluß bei nervösen Magenbeschwerden und lindert Darmkrämpfe. Wirksam auch bei Magenübersäuerung und Blähungen, regt zudem den Appetit an. Hilfreich bei Luftschlucken.

Besitzt eine wohltuende Wirkung auf die Atemwege – bekämpft Erkältungen, Bronchitis und Katarrhe. Kann Asthma- und Keuchhustensymptome lindern.

Die anregende Wirkung belebt generell die Sinne; Culpeper behauptet, Origano könne Taubheit, Schmerzen und Geräusche in den Ohren sowie Zahnschmerzen beheben. Soll Migräne und nervöse Zuckungen im Gesicht lindern helfen.

Die wärmende und schmerzlindernde Wirkung hilft bei Menstruationskrämpfen, Rheuma und Muskelschmerzen. Vermittelt ein Gefühl des Wohlbefindens. Angezeigt bei Wasser-

ansammlungen in den Geweben, da es schweiß- und harntreibend wirkt.
Wirkung auf die Haut: Günstig bei infizierten (Schnitt-) Wunden und bei durch Läusebefall bedingten Hautkrankheiten.
Paßt gut zu: Angelika, Basilikum, Fenchel, Kiefer, Lemongrass, Myrte, Rosengeranie, Rosmarin, Thymian.

Palmarosa

Pflanze/Teil:	Gras/Blätter
Botanischer Name:	Cymbopogon martinii
Familie:	Gramineae
Note:	Kopf
Planet:	–
Extraktion:	Destillation

Duft: Süß, blumig, leicht trocken mit einer Spur Rose.

Beschreibung: Das Öl wird aus einem wild wachsenden Gras destilliert, das vor der Blüte geerntet wird. Die Ölausbeute ist am größten, wenn das Gras vollkommen trocken ist, daher sollte es noch eine Woche nach dem Schneiden gelagert werden. In Indien, wo das Gras heimisch ist, wird das Öl schon seit Generationen in den Dörfern von geschickten Handwerkern destilliert; es wird aber auch auf den Komoren und auf Madagaskar hergestellt. Das Gras existiert in zwei Unterarten, *Motia* und *Sofia*, die an unterschiedlichen Standorten und in unterschiedlichen Höhenlagen wachsen; *Motia* ergibt allerdings ein Öl von besserer Qualität und feinerem Aroma.

Geschichte und Mythos: Palmarosa ist auch als »Indisches Geranienöl« und »Rosha« bekannt und dient oft zur Verfälschung des teureren Rosenöls. Das Öl der *Sofia*-Unterart wird manchmal als »Ingwergras« bezeichnet und weist einen geringeren Anteil an Geraniol auf. Gelegentlich wird es mit dem feineren *Motia*-Öl vermischt. Händler schätzen die Qualität des Öls ein, indem sie die Flasche gegen ihre Handfläche schlagen. Wenn die an die Oberfläche steigenden Luftblasen schnell auftauchen, gilt das Öl als in Ordnung. Exporteure in Bombay beurteilen Palmarosaöl anhand eines einfachen Löslichkeitstests.

Palmarosa ist auch auf den Seychellen geerntet worden; dieses Öl besitzt einen milderen Duft. Das aus Java stammende Öl dagegen riecht fruchtiger. Ein Großteil des Öls wird nach Europa, Amerika und Japan exportiert. Es ist Bestandteil von Seifen, Kosmetika und Parfüms und aromatisiert zudem Tabak.

Chemische Bestandteile: Geraniol, Citronellol, Farnesol (Alkohole), Citral, Citronellal (Aldehyde), Geranylacetat (Ester), Dipenten, Limonen (Terpene).

Eigenschaften: Antiseptisch, antiviral, bakterizid, fiebersenkend, zellerneuernd.

Geist und Seele: Wirkt beruhigend und doch stimmungsaufhellend. Erfrischt den Geist und klärt die Gedanken.

Körper: Hilfreich, wenn der Körper überhitzt ist, unter Umständen auch bei Fieber, weil es die Körpertemperatur senkt. Dadurch wird die antivirale Wirkung verstärkt, denn die kühlere Umgebung hemmt die Vermehrung von Bakterien.

Kräftigt das Verdauungssystem und kann pathogene Stoffe in der Darmflora günstig beeinflussen, daher auch bei Ruhr wirksam; stärkt außerdem die Magenmuskeln. Regt den Appetit an und kann aufgrund seiner positiven Wirkung auf die Gefühle Magersüchtigen helfen.

Guenther meint in »Essential Oils«, daß Ingwergrasöl steife Gelenke beweglicher macht. Es kann sein, daß Palmarosa ähnlich wirkt, da es mit Ingwergras verwandt ist.

Wirkung auf die Haut: Bringt den Wasserhaushalt ins Gleichgewicht und regt die natürliche Talgproduktion an, daher nützlich bei trockener Haut. Fördert die Regeneration der Zellen

und wirkt dadurch hauterneuernd. Steht im Ruf, Falten zu beseitigen. Soll generell bei Hautinfektionen hilfreich sein.
Paßt gut zu: Bergamotte, Citronella, Jasmin, Lavendel, Limette, Melisse, Orange, Petitgrain, Rose, Rosengeranie, Rosenholz, Sandelholz, Veilchen, Ylang-Ylang.

Patchouli

Pflanze/Teil:	Strauch/Blätter
Botanischer Name:	Pogostemon patchouli
Familie:	Labiatae
Note:	Basis
Planet:	Sonne
Extraktion:	Destillation

Duft: Kräftig, erdig, exotisch, aber auch süß und würzig.

Beschreibung: Die buschige, ungefähr 90 cm hohe Pflanze hat 10 cm lange und 12 cm breite pelzige Blätter und violettstichige Blüten. Das Öl wird aus den jungen Blättern gewonnen, die vor der Destillation getrocknet und fermentiert werden. Es wird mit zunehmendem Alter besser und bekommt einen »runderen« Duft. Es wird in Indien, Malaysia und Paraguay hergestellt.

Geschichte und Mythos: Die Bezeichnung »Patchouli« stammt aus dem Hindustani. Die Pflanze wird in Malaysia, China, Indien und Japan seit langem medizinisch genutzt. Sie war ein bekanntes Mittel gegen Insektenstiche und Schlangenbisse. Der größte Teil des Öls wurde jahrelang im damals noch von England kontrollierten Malaysia destilliert; im Zweiten Weltkrieg wurden dann die Seychellen zum größten Produzenten – allerdings soll das von dort kommende Öl nicht die Qualität des malaysischen haben.

In der Viktorianischen Zeit legte man getrocknete Patchouli-Blätter als Mottenschutz in die Falten indischer Kaschmir-Schals. Patchouli-Säckchen sind in Indien noch immer beliebt, um Wäsche zu parfümieren und Wanzen fernzuhalten.

Chemische Bestandteile: Patchoulol (Alkohol), Benzoesäure, Zimtsäure (Aldehyde), Eugenol (Phenol), Cadinen (Sesquiterpen).

Eigenschaften: Adstringierend, antidepressiv, antiseptisch, aphrodisisch, beruhigend, desodorierend, entzündungshemmend, fiebersenkend, fungizid, harntreibend, insektizid, kräftigend, vernarbungsfördernd, zellerneuernd.

Bitte beachten: Wirkt in geringen Mengen beruhigend, in hohen eher anregend. Kann zu Appetitverlust führen, was günstig ist, wenn man abnehmen will. Manche Menschen empfinden den Duft als etwas aufdringlich.

Geist und Seele: Die bodenständige Aura wirkt erdend und ausgleichend. Vertreibt Lethargie und schärft die Sinne, läßt daher Probleme klarer sehen und den Verstand objektiver urteilen.

Körper: Die vielleicht herausragendste Eigenschaft von Patchouli ist seine verbindende Kraft, die auf seiner adstringierenden, vernarbungsfördernden Wirkung beruht. Dies kann bei schlaffer Haut helfen, vor allem nach exzessivem Fasten. Zügelt andererseits aber auch den Appetit, daher nützlich beim Abspecken. Kann zudem bei Durchfall helfen.

Die ausgeprägte harntreibende Wirkung ist günstig bei Wasserverhaltung und Zellulitis. Soll außerdem starkes Schwitzen unterbinden und wirkt sehr desodorierend.

Patchouli wird auch mit gesteigerter Libido in Verbindung gebracht, was an seiner kräftigenden Wirkung auf das Zentralnervensystem liegen könnte. Es ist weder zu beruhigend noch zu anregend, so daß ein Gefühl des Gleichgewichts entsteht.

Hilft bei Insektenstichen und Schlangenbissen.

Wirkung auf die Haut: Regeneriert das Gewebe, da es das Wachstum neuer Zellen und die Bildung von Narbengewebe

unterstützt. Wirkt kühlend bei Entzündungen und heilt rauhe, rissige Haut sowie Wunden. Kann auch Akne, Ekzeme, Pilzinfektionen und Erkrankungen der Kopfhaut lindern helfen.
Paßt gut zu: Bergamotte, Elemi, Galbanum, Ingwer, Kiefer, Lavendel, Lemongrass, Muskatellersalbei, Myrrhe, Neroli, Rose, Rosengeranie, Rosenholz, Sandelholz, schwarzem Pfeffer, Weihrauch.

Petersilie

Pflanze/Teil:	Kraut/Samen
Botanischer Name:	Petroselinum sativum
Familie:	Umbelliferae
Note:	Herz
Planet:	Merkur
Extraktion:	Destillation

Duft: Leicht krautig mit würzigen Untertönen.

Beschreibung: Das griechische Wort *Petros,* von dem die Petersilie ihren Namen hat, bedeutet »Fels« und verweist auf die Umgebung, in der die Pflanze gerne wächst.

Sie stammt ursprünglich aus dem Mittelmeerraum, ist aber heute auf fast allen Kontinenten heimisch. Es gibt viele Petersilien-Unterarten mit glatten oder krausen hellgrünen Blättern und gelben Blüten; der Stengel kann bis zu 60 cm hoch werden. Das ätherische Öl kommt meist aus Frankreich.

Geschichte und Mythos: Die Ägypter schätzten die Petersilie als Heilmittel bei Harnwegsbeschwerden, während sie bei den Griechen ein Symbol für Ruhm und Freude war. Bei den Isthmischen Spielen krönte man die Sieger oft mit Petersilienkränzen.

Die Römer dagegen waren fest davon überzeugt, daß sie unfruchtbar machen würde. Zudem befürchteten sie, daß das Kind Epilepsie bekommen könnte, wenn sie in der Schwangerschaft verwendet würde. Die Legende bringt die Petersilie auch mit Hexerei in Verbindung; es heißt, es würde Unglück bringen, wenn man sie umpflanzt. Trotzdem war sie im 16. Jahrhundert in Europa sehr populär. Vielleicht wußten die Menschen schon damals, daß Petersilie viele Vitamine enthält, besonders Eisen und Vitamin C.

Chemische Bestandteile: Apiol, Myristicin (Phenole), Pinen (Terpen).

Eigenschaften: Abführend, antiseptisch, aphrodisisch, auswurffördernd, beruhigend, blähungstreibend, blutreinigend, entbindungsfördernd, fiebersenkend, harntreibend, kräftigend, krampflösend, menstruationsfördernd, verdauungsfördernd.

Bitte beachten: Bei diesem starken Öl sind ein paar Warnungen angebracht. Dosieren Sie umsichtig, weil Ihnen sonst schwindelig werden kann. In der Schwangerschaft oder bei schmerzhaften Regelblutungen sollte das Öl nicht benutzt werden, da es Unterleibskrämpfe auslösen kann. Man sagt ihm eine anregende und kräftigende Wirkung auf die Nieren nach, aber bei Nierenkrankheiten und Magengeschwüren sollte es nicht angewendet werden. Die Verwendung in der Massage ist umstritten.

Geist und Seele: Ein überlasteter Geist und stark beanspruchte Nerven können von der allgemein reinigenden und kühlenden Wirkung dieses Öls profitieren.

Körper: Wirkt sehr stark harntreibend, es kann daher bei Wasseransammlungen im Körper während der Menstruation sowie bei Ödemen und Zellulitis hilfreich sein. Regt die Nieren an, beseitigt Blasenentzündungen und Harnsteine.

Normalisiert eine zu schwache Regelblutung, da es das Hormon Östrogen imitiert, somit können bestimmte Wechseljahrsbeschwerden gelindert werden. Soll ein nützliches Öl bei der Entbindung sein, denn es verstärkt die Wehen und sorgt nach der Geburt für eine schnelle Regeneration des Organismus. Kann den Milchfluß fördern und bei einer Verhärtung der Brüste helfen.

Reinigt das Blut und fördert die Durchblutung. Es ist daher bei Rheuma und Arthritis empfehlenswert. Wirkt auch positiv bei Muskelkrämpfen und Verstauchungen.

Beruhigt die Verdauung, regt aber gleichzeitig den Appetit an. Hilft bei Blähungen, gegen Übelkeit und Krämpfe, wenn man sich den Magen erkältet hat. Soll auch bei Hämorrhoiden helfen. Und zu guter Letzt stärkt es die Leber.

Wirkung auf die Haut: Fördert den Heilungsprozeß von Wunden und Prellungen, weil es die Durchblutung anregt. Soll Kopfhaut und Haar kräftigen.

Paßt gut zu: Lavendel, Limette, Majoran, Mandarine, Orange, Rosmarin.

Petitgrain

Pflanze/Teil:	Orangenbaum/Blätter und junge Triebe
Botanischer Name:	Citrus vulgaris/aurantium
Familie:	Rutaceae
Note:	Herz bis Kopf
Planet:	Sonne
Extraktion:	Destillation

Duft: Faszinierend, abwechselnd holzig und blumig.

Beschreibung: Petitgrain ist eines der drei Öle, deren Ausgangsmaterial vom Orangenbaum stammt. Die anderen beiden sind Neroli, das aus den Blüten gewonnen wird, und Orange, das aus der Fruchtschale hergestellt wird. Der in Zentralasien heimische Baum ist heute vor allem im Mittelmeerraum heimisch. Italien, Spanien und Paraguay produzieren den größten Teil des ätherischen Öls. Das beste Öl kommt angeblich jedoch aus Frankreich; früher wurde aufgrund des hohen Preises oft »gepanscht« und eine Mischung aus bitteren und süßen Orangen hergestellt.

Geschichte und Mythos: Der Name bedeutet »kleine Samen«, denn Petitgrain wurde ursprünglich aus der unreifen Frucht und nicht aus den Blättern destilliert. Das Öl stammt auch von Zitronen- und Mandarinenbäumen. Die Blätter wurden früher zur Behandlung von Epilepsie eingesetzt. Heute findet das destillierte Öl häufig in pharmazeutischen Produkten und in der Parfümerie Verwendung und ist eine beliebte Komponente von Eau de Cologne.

Chemische Bestandteile: Geraniol, Linalool, Nerol, Terpineol (Alkohole), Citral (Aldehyd), Geranylacetat, Linalylacetat (Ester), Camphen, Limonen (Terpene).
Eigenschaften: Antidepressiv, beruhigend, desodorierend, krampflösend.
Geist und Seele: Wirkt beruhigend bei Wut und Panik und vermittelt Selbstvertrauen, wenn man sich niedergeschlagen fühlt. Erfrischt den Geist. Der besänftigende Effekt auf die Gefühle gleicht dem von Neroli, das bei schweren Depressionen jedoch eher angezeigt scheint.
Körper: Beruhigt und entspannt die Nerven. Hilft bei Angst, die mit Herzrasen und Schlaflosigkeit einhergeht. Soll die Körperprozesse verlangsamen, erleichtert das Atmen und löst Muskelkrämpfe.
Hilfreich in der Rekonvaleszenz, da es auf sanfte Weise das Immunsystem stärkt und generell die Widerstandskraft gegen Krankheiten fördert. Wirkt aufgrund seiner desodorierenden Eigenschaften erfrischend und belebend. Hilfreich bei schmerzhafter Verdauung, da die Magenmuskeln beruhigt werden.
Wirkung auf die Haut: Anregend, nützlich bei der Beseitigung von Hautunreinheiten, z. B. von Pickeln oder auch von Akne.
Paßt gut zu: Bergamotte, Kardamom, Lavendel, Melisse, Neroli, Orange, Palmarosa, Rosengeranie, Rosenholz, Rosmarin, Sandelholz, Ylang-Ylang, Zeder.

Pfeffer, schwarz

Pflanze/Teil:	Strauch/Frucht
Botanischer Name:	Piper nigrum
Familie:	Piperaceae
Note:	Herz
Planet:	Mars
Extraktion:	Destillation

Duft: Sehr scharf und würzig.

Beschreibung: Der Pfefferstrauch ist ein weinähnlicher Kletterstrauch mit dunkelgrünen Blättern, der weiße Blüten und rote Früchte trägt. Die ursprünglich im Wald heimische Pflanze gedeiht am besten im Schatten. In ihrer natürlichen Umgebung wird sie 6 m hoch; in Plantagen dagegen läßt man sie heute nur bis 3,60 m wachsen. Das vor allem aus Singapur, Indien und Malaysia kommende Öl wird in der Hauptsache aus schwarzem Pfeffer hergestellt. Dieser enthält mehr Öl als weißer Pfeffer und ist zudem aromatischer.

Geschichte und Mythos: Das sehr alte und hochgeschätzte Gewürz wird in Indien schon seit über 4000 Jahren verwendet. In erster Linie bei Harnwegs- und Leberbeschwerden, aber auch bei Cholera und Ruhr. Das lateinische Wort für »Pfeffer«, *piper,* stammt von dem Sanskritwort *Pippali.* Bei den Römern war der Pfeffer ein gängiges Steuerzahlungsmittel. Die Griechen wendeten ihn gegen Fieber an, und die Türken erhoben hohe Abgaben von den Karawanen, die den Pfeffer durch ihr Land transportierten. Im Mittelalter war der Pfefferhandel zwischen Indien und Europa von größter Bedeutung. Im Verlauf seiner wechselvollen Geschichte ist der schwarze Pfeffer auch zur Behandlung von Gonorrhö und Harnröhrenentzündungen verwendet worden.

Chemische Bestandteile: Eugenol, Myristicin, Safrol (Phenole), Bisabolen, Camphen, Farnesen, Limonen, Myrcen, Phellandren, Pinen, Sabinen, Selinen, Thujen (Terpene), Caryophyllen (Sesquiterpen).

Eigenschaften: Abführend, anregend, antiseptisch, aphrodisisch, blähungstreibend, brechreizlindernd, entgiftend, fiebersenkend, harntreibend, hautrötend, herzstärkend, kräftigend, krampflösend, magenwirksam, schmerzlindernd, verdauungsfördernd.

Bitte beachten: Eine übermäßige Anwendung kann die Nieren überstimulieren. Möglich sind auch Hautreizungen.

Geist und Seele: Wirkt sehr anregend und stärkt Nerven und Geist. Verleiht Vitalität, wenn man frustriert ist, erwärmt das Herz bei Teilnahmslosigkeit.

Körper: Verleiht der Skelettmuskulatur Spannkraft. Erweitert lokal die Blutgefäße, daher zu empfehlen bei Muskel- und Gliederschmerzen sowie Muskelsteifigkeit. Günstig vor extremer körperlicher Bewegung. Soll auch bei rheumatischer Arthritis und vorübergehender Lähmung der Glieder helfen.

Kräftigt den Magen, vermehrt den Speichelfluß und regt den Appetit an. Vertreibt Blähungen und fördert die Peristaltik. Im allgemeinen wirksam bei Verdauungsbeschwerden, da es die Dickdarmmuskeln wieder in Bewegung bringt. Hilft bei Fisch- und Pilzvergiftungen. Sorgt für eine vermehrte Harnausscheidung und regt die Nieren an.

Baut Fette ab, da es die Eiweißverdauung unterstützt. Sorgt generell dafür, daß Giftstoffe ausgeschieden werden.

Regt die Durchblutung an und soll bei Blutarmut helfen, da es die Bildung neuer Blutzellen unterstützt. Hat eine wohltuende Wirkung bei Atemwegserkrankungen, besonders wenn diese mit einem Gefühl der Kälte einhergehen. Kann jedoch in sehr kleinen Mengen hohe Körpertemperatur senken.
Wirkung auf die Haut: Hilfreich bei Prellungen.
Paßt gut zu: Basilikum, Bergamotte, Grapefruit, Palmarosa, Rosengeranie, Rosmarin, Sandelholz, Weihrauch, Ylang-Ylang, Zitrone, Zypresse.

Pfefferminze

Pflanze/Teil:	Kraut/Blätter und blühende Spitzen
Botanischer Name:	Mentha piperita
Familie:	Labiatae
Note:	Kopf
Planet:	Venus oder Merkur
Extraktion:	Destillation

Duft: Sehr stechend, scharf, mentholartig.

Beschreibung: Diese Pflanze, von der es viele Unterarten gibt, ist in Europa heimisch, wächst aber auch in Japan und den USA. Dort wird heute auch die meiste Pfefferminze produziert. Das beste Öl kommt aber aus England, denn die Pflanze liebt Feuchtigkeit. Der Stengel wächst bis 90 cm hoch und trägt leicht behaarte, gezähnte Blätter mit lilafarbenen Blüten. Die Pfefferminze ist eine Kreuzung zwischen Wasserminze *(Mentha aquatica)* und Ährenminze *(Mentha spicata).*

Geschichte und Mythos: Wie viele andere Pflanzen war auch die Pfefferminze schon im alten Ägypten und bei den Griechen und den Römern bekannt. Letztere flochten sich bei ihren Festen Kränze aus ihr. Und sicherlich kannten sie bereits ihre entgiftende Wirkung.

Aufgrund ihrer aphrodisischen Wirkung wurde sie bei den Hebräern als Parfümkomponente verwendet. Vielleicht hatten sie von der Nymphe Mentha gehört, der Pluto leidenschaftlich nachstellte. Persephone, seine eifersüchtige Frau, verfolgte daraufhin das arme Mädchen und trat es voll Ingrimm in den Boden. Von Mitgefühl ergriffen, verwandelte Pluto Mentha in eine Pflanze. In England wird sie seit 1850 kommerziell angebaut.

Chemische Bestandteile: Menthol (Alkohol), Menthylacetat (Ester), Carvon, Jasmon, Menthon (Ketone), Carvacrol (Phenol), Limonen, Phellandren (Terpene).

Eigenschaften: Adstringierend, anregend, antiseptisch, auswurffördernd, blähungstreibend, entzündungshemmend, fiebersenkend, galletreibend, gefäßverengend, gehirnwirksam, herzstärkend, krampflösend, leberstärkend, magenwirksam, menstruationsfördernd, Milchbildung stoppend, nervenstärkend, schleimlösend, schmerzbetäubend, schmerzlindernd (auch bei Zahnschmerzen), schweißtreibend, wurmtreibend.

Bitte beachten: Ein starker, dominanter Duft, also umsichtig dosieren. Eher in der Duftlampe als zum Massieren verwenden, obwohl lokale Anwendungen problemlos sein können. Kann jedoch Haut und Schleimhäute reizen und sollte auf keinen Fall in die Nähe der Augen gelangen. Schwangere und stillende Mütter sollten Pfefferminzöl meiden, weil es den Milchfluß stoppen kann. Kann auch die Wirkung homöopathischer Präparate beeinträchtigen.

Geist und Seele: Die kühlende Wirkung soll Wut, Hysterie und nervöses Zittern zum Abklingen bringen. Wirkt ausgezeichnet bei geistiger Erschöpfung und Depressionen.

Körper: Besitzt eine doppelte Wirkrichtung – kühlt, wenn einem heiß ist, und wärmt, wenn einem kalt ist. Ist daher ein gutes Heilmittel bei Erkältungen – stoppt Schleim und Fieber und fördert das Schwitzen. Allgemein nützlich bei Atemwegsbeschwerden, trockenem Husten und verstopften Nebenhöhlen. Günstig bei Asthma, Bronchitis, Lungenentzündung und Tuberkulose. Von überragender Bedeutung ist auch die Wirkung auf das Verdauungssystem, besonders bei akuten Erkrankungen. Wirkt entspannend und leicht schmerzbetäubend auf die Magenmuskeln. Günstig bei Nahrungsmittelvergiftungen, bei Erbrechen, Durchfall und Verstopfung, Blähungen, Mundgeruch, Koliken, Gallensteinen, Übelkeit und Reisekrankheit. Kann bei Nieren- und Leberbeschwerden helfen.

Ist aufgrund seiner anregenden Eigenschaften empfehlenswert bei allgemeiner Taubheit der Glieder, bei Schock, Schwindel, Blutarmut, Benommenheit und Ohnmacht – stärkt Herz und Verstand. Die kühlende, schmerzlindernde Wirkung hilft bei Kopfschmerzen, Migräne und Zahnschmerzen. Ist ein ausgezeichnetes Mittel bei schmerzenden Füßen und lindert in gewissem Umfang auch Rheuma, Neuralgien und Muskelschmerzen. Angezeigt bei schwacher oder schmerzhafter Regelblutung sowie Brustdrüsenentzündung.

Insekten und Ungeziefer lieben dieses nützliche Öl allerdings nicht.

Wirkung auf die Haut: Beseitigt angesammelte Giftstoffe, daher nützlich bei Dermatitis, Tinea (einer Pilzinfektion), Krätze und Hautjucken. Zieht die Kapillargefäße zusammen, wirkt daher kühlend und kann Juckreiz, Entzündungen und Sonnenbrand lindern. Macht außerdem die Haut weich, unterstützt die Beseitigung von Mitessern und bekämpft fettige Haut und fettiges Haar.

Paßt gut zu: Benzoe, Lavendel, Majoran, Mandarine, Niaouli, Kiefer, Rosmarin, Zeder, Zypresse.

Piment

Pflanze/Teil:	Baum/Blatt und Frucht
Botanischer Name:	Pimenta officinalis
Familie:	Myrtaceae
Note:	Kopf
Planet:	–
Extraktion:	Destillation

Duft: Warm, würzig und stechend.

Beschreibung: Piment findet sich auf allen Westindischen Inseln – seiner ursprünglichen Heimat –, aber auch in Südamerika, Réunion und Indien. Der immergrüne Baum wird 9 m hoch und hat kleine weiße Blüten und grüne Früchte, deren Farbe zu einem rötlichen Braun wechselt. Die Pflanze wird in Wasser destilliert, wo sie in zwei Teile zerfällt, einen leichteren Teil, der auf der Oberfläche schwimmt, und einen schwereren, der zu Boden sinkt. Normalerweise besteht das Öl aus einer Mischung dieser beiden Teile.

Geschichte und Mythos: Der Pimentbaum ist auch als »Nelkenpfeffer« bekannt, da sein Duft einer Mischung aus Pfeffer, Gewürznelke und Zimt gleicht. Er ist einer der wichtigsten Exportartikel Jamaikas und wird deshalb auch als »Jamaikapfeffer« bezeichnet. Im Gegensatz zu dem aus den Beeren hergestellten Öl begann die Destillation des aus den Blättern gewonnenen Öls erst spät, nämlich 1916.

Die Azteken gaben den Piment an ein Getränk namens »Chocolada«, und heute ist er Bestandteil des populären westindischen Getränks »Pimento Dram« sowie von Bay-Rum. Portu-

giesische Händler brachten den Piment zuerst nach Europa. Heute wird er in Nordeuropa im allgemeinen als Würzmittel und zur Aromatisierung von Lebensmitteln verwendet.
Chemische Bestandteile: Cineol (Keton), Eugenol (Phenol), Caryophyllen (Sesquiterpen), Phellandren (Terpen).
Eigenschaften: Antidepressiv, aphrodisisch, blähungstreibend, hautrötend, kräftigend, magenwirksam, schmerzlindernd (auch bei Zahnschmerzen).
Bitte beachten: Umsichtig dosieren, da zu große Mengen Haut und Schleimhäute reizen können. Die Verwendung in der Massage ist aufgrund seiner Stärke umstritten. Eine lokale Anwendung ist jedoch durchaus vertretbar.
Geist und Seele: Herzerwärmend bei seelischer »Eiszeit« und dem Gefühl, abgelehnt zu werden. Gibt bei Müdigkeit und Erschöpfung dem Geist neuen Auftrieb.
Körper: Ein sehr wärmendes Öl, hilft bei extremer Kälte und bringt den Kreislauf in Schwung. Wohltuend bei Husten und Infektionen im Brustkorb, bei Grippe, Erkältungen und Bronchitis.
Beruhigt den Magen-Darm-Trakt, besonders bei kneifenden Schmerzen, die zu Magenschmerzen, Blähungen, Darmschmerzen und Erbrechen führen können. Hilft auch bei Durchfall.
Der schmerzlindernde Effekt macht Krämpfe, Muskelschmerzen, Rheuma und Arthritis erträglicher. Kann Kopf- und Zahnschmerzen lindern.
Ist im allgemeinen ein gutes Stärkungsmittel für den Körper.
Paßt gut zu: Galbanum, Ingwer, Kiefer, Lavendel, Lemongrass, Muskat, Orange, Weihrauch, Zitrone.

Rose

Pflanze/Teil:	Blume/Blütenblätter
Botanischer Name:	Rosa centifolia (Mairose)
	Rosa damascena (Damaszenerrose)
	Rosa gallica (Rote Rose)
Familie:	Rosaceae
Note:	Herz bis Basis
Planet:	Venus
Extraktion:	Enfleurage

Duft: Tiefgründig, süß und blumig – einfach köstlich.

Beschreibung: Das Öl der in vielen Ländern beliebten Blume kommt hauptsächlich aus Marokko, der Türkei und Frankreich. Die Damaszenerrose, deren Öl auch als »Attar« der Rose bezeichnet wird, stammt aus Bulgarien. Sie wird in bergigen Landstrichen angebaut, im Morgengrauen geerntet und sofort destilliert, weil dann die Ölausbeute am größten ist. Mit Hilfe der Enfleurage erhält man eine größere Menge Öl, das in diesem Fall »Absolue« heißt.

Geschichte und Mythos: Die Rose war wahrscheinlich die erste Pflanze, die zur Destillation benutzt wurde – die Erfindung wird Avicenna zugeschrieben, dem großen arabischen Arzt des 10. Jahrhunderts. Die Pflanze war im Orient sehr beliebt – persische Krieger schmückten ihre Schilde mit roten Rosen, und die Türken brachten sie auf ihren Kriegszügen im 17. Jahrhundert nach Bulgarien.

Die Rose galt lange Zeit als Symbol für Liebe und Reinheit – die Blütenblätter wurden bei Hochzeiten verstreut, damit die Ehe glücklich wurde. Die Rose war außerdem Meditation und Gebet förderlich, denn es heißt, der heilige Dominikus (1170–1221) habe in einer mystischen Vision von der Jungfrau Maria den ersten Rosenkranz erhalten – und jede Perle duftete nach Rosen. Im Mittelalter wurde *Rosa gallica* in Heilsalben für Lungenkrankheiten und Asthma verarbeitet. Als es zur Elisabethanischen Zeit modern wurde, Nahrungsmittel zu aromatisieren, gehörte der Rosenduft zu den beliebtesten Aromen. Und als im letzten Weltkrieg synthetisches Vitamin C knapp wurde, verwendete man statt dessen Hagebutten, die Vitamin-C-reichen Früchte der Rose. Die französische Rosenindustrie erlebte im letzten Jahrhundert einen rasanten Aufstieg; das Öl ist noch heute eine beliebte Zutat zu Parfüms und Seifen.

Chemische Bestandteile: Geraniensäure (Säure), Citronellol, Geraniol, Farnesol, Nerol (Alkohole), Eugenol (Phenol), Myrcen (Terpen).

Eigenschaften: Abführend, antidepressiv, antiseptisch, aphrodisisch, bakterizid, beruhigend, blutreinigend, blutstillend, entzündungshemmend, galletreibend, harntreibend, kräftigend, krampflösend, leberstärkend, magenwirksam, menstruationsfördernd, milzstärkend.

Bitte beachten: Fördert das Einsetzen der Menstruation, daher sollte es in der Schwangerschaft gemieden werden.

Geist und Seele: Besitzt eine ausgleichende Wirkung auf die Gefühle, besonders bei Depression, Kummer, Eifersucht und Groll. Stärkt den Lebensmut, baut nervöse Anspannung und Streß ab. Ist ein sehr feminines Öl – vermittelt Frauen ein positives Selbstwertgefühl.

Körper: Ist ein ausgezeichnetes Kräftigungsmittel für den Unterleib, baut prämenstruelle Spannungen ab, fördert die Schei-

densekretion und reguliert den Menstruationszyklus. Die ihm nachgesagte positive Wirkung bei Unfruchtbarkeit hilft auch bei entsprechenden Problemen der Männer, da es die Spermazellen vermehrt. Generell hilfreich bei sexuellen Schwierigkeiten, insbesondere Frigidität und Impotenz – es setzt das Glückshormon Dopamin frei und baut damit Anspannung und Streß ab, die diesen Problemen oft zugrunde liegen. Stärkt das Herz und regt einen trägen Kreislauf an. Behebt Stauungen im Herzbereich und gibt den Kapillargefäßen Spannkraft. Bringt bei emotionalen Verstimmungen den Magen ins Gleichgewicht und kräftigt ihn; die antiseptische und abführende Wirkung sorgt dafür, daß der Verdauungstrakt »sauber« bleibt. Kann bei Übelkeit, Erbrechen und Verstopfung helfen.
Schon die alten Römer schätzten die Rose nach ihren Gelagen, da sie den Körper entgiftet. Alkoholische Exzesse führen natürlich zur Ansammlung von Schlacken in der Leber. Kann auch bei Gelbsucht helfen.
Wirkt lindernd bei Halsschmerzen und Husten.
Wirkung auf die Haut: Empfehlenswert für alle Hauttypen, besonders aber für reife, trockene, rauhe oder empfindliche Haut. Die belebende, lindernde Wirkung ist hilfreich bei Entzündungen; das Öl zieht die Kapillargefäße zusammen und ist daher wertvoll bei geplatzten Äderchen.
Paßt gut zu: Bergamotte, Galbanum, Jasmin, Kamille, Lavendel, Muskatellersalbei, Neroli, Orange, Palmarosa, Patchouli, Rosengeranie, Sandelholz.

Rosengeranie

Pflanze/Teil: Blühende Pflanze/Blüten und Blätter

Botanischer Name: Pelargonium odorantissimum/ graveolens

Familie: Geraniaceae

Note: Herz

Planet: Venus

Extraktion: Destillation

Duft: Süß und schwer, ein wenig wie Rose mit minzigen Obertönen.

Beschreibung: Die etwa 60 cm hohe und schöne Pflanze besitzt gezähnte, zugespitzte Blätter und kleine rosa Blüten. Das Öl kommt häufig aus Frankreich, Réunion, Spanien, Marokko, Ägypten und Italien. Die Bezeichnung »Geranie« ist eigentlich nicht korrekt, denn botanisch handelt es sich um eine Pelargonie. *Pelargonium odorantissimum* duftet leicht nach Apfel, *Pelargonium graveolens* dagegen nach Rose.

Geschichte und Mythos: Die Rosengeranie galt früher als bedeutende Heilpflanze und wurde oft als Heilmittel bei Wunden, Tumoren, Cholera und Brüchen eingesetzt. Da man glaubte, sie könne böse Geister abwehren, pflanzte man sie jahrhundertelang als Einfriedung um Haus und Garten. Die Franzosen begannen Anfang des 19. Jahrhunderts mit der kommerziellen Produktion von Geranienöl. Man benutzte wahrscheinlich *Pelargonium capitatum,* eine kleinere, auch heute noch wild wachsende Pflanze, bei der die Ölausbeute größer war. Zu Beginn dieses Jahrhunderts begann auch Marokko mit der Produktion von Geranienöl. Heute kommt das meiste Öl von der Insel Réunion, früher »Bourbon« genannt, einer Gewürzinsel im südwestlichen Indischen Ozean. Der Duft findet oft in Parfüms und Seifen Verwendung und kann so bearbeitet werden, daß er die meisten anderen Düfte imitiert.

Chemische Bestandteile: Geraniensäure (Säure), Geraniol, Citronellol, Linalool, Myrtenol, Terpineol (Alkohole), Citral (Aldehyd), Methon (Keton), Eugenol (Phenol), Sabinen (Terpen).

Eigenschaften: Adstringierend, antidepressiv, antiseptisch, Blutgerinnung hemmend, blutstillend (innerlich und äußerlich), blutzuckerspiegelsenkend, desodorierend, gefäßverengend, harntreibend, insektizid, kräftigend, schmerzlindernd, vernarbungsfördernd, wundheilend, zellerneuernd.

Bitte beachten: Kann empfindliche Haut reizen. Beeinflußt das Hormonsystem, daher nicht in der Schwangerschaft verwenden.

Geist und Seele: Stärkt das Nervensystem, vermindert Angst und Depression und hebt generell die Stimmung. Bringt den Geist ins Gleichgewicht und baut durch seinen Einfluß auf die Nebennierenrinde Streß ab.

Körper: Ist aufgrund der regulierenden Wirkung auf das Hormonsystem nützlich bei prämenstrueller Spannung und auch Wechseljahrsbeschwerden, z. B. Depressionen, fehlender vaginaler Sekretion und starken Blutungen. Soll zudem bei Entzündungen und Stauungen in den Brüsten helfen.

Der harntreibende Effekt ist von Vorteil, wenn die Ausscheidung nicht richtig funktioniert und der Organismus blockiert ist. Der stärkende Einfluß auf Leber und Nieren unterstützt die Beseitigung von Toxinen. Bekämpft auch Gelbsucht, Nieren-

und Gallenblasensteine, Diabetes und Harnwegsinfektionen. Schützt generell vor Wasserverhaltung und geschwollenen Knöcheln.

Regt das Lymphsystem an, dämmt dadurch Infektionen ein und beseitigt Schlacken. Verbessert auch die Durchblutung.

Wirksam bei Infektionen in Rachen und Mund. Aufgrund der schmerzlindernden Eigenschaften auch hilfreich bei Neuralgien.

Beseitigt Schleim, vor allem im Verdauungssystem, daher ist es empfehlenswert bei Magen- und Darmentzündungen.

Ist obendrein ein angenehm duftendes Insektenschutzmittel.

Wirkung auf die Haut: Nützlich bei allen Hautleiden, da es eine ausgleichende Wirkung auf die Produktion von Talg hat, jener fettigen Absonderung der Talgdrüsen, die der Haut Geschmeidigkeit verleiht. Ekzeme, Verbrennungen, Gürtelrose, Tinea und Frostbeulen sprechen gut darauf an. Auch günstig bei schlaffer, verdickter und fettiger Haut – generell gut zur Reinigung der Haut. Bringt Leben in blasse Haut, da es die Durchblutung anregt.

Paßt gut zu: Angelika, Basilikum, Bergamotte, Citronella, Grapefruit, Jasmin, Karottensamen, Lavendel, Limette, Lorbeer, Muskatellersalbei, Neroli, Orange, Petitgrain, Rose, Rosmarin, Sandelholz, Zeder.

Rosenholz

Pflanze/Teil:	Baum/Holz
Botanischer Name:	Aniba roseaodora
Familie:	Lauraceae
Note:	Kopf bis Herz
Planet:	Sonne
Extraktion:	Destillation

Duft: Süß, holzig, blumig und leicht würzig.

Beschreibung: Dieses schöne Öl wird aus dem Kernholz eines immergrünen Baumes destilliert, der in den tropischen Regenwäldern Brasiliens wächst. Er wird bis 36 m hoch und hat gelbe Blüten. Vor 1927 kam das Öl meist aus Französisch-Guayana, wo es nach der Hauptstadt »Cayenne-Öl« genannt wurde. Beide Öle werden aus Bäumen destilliert, die eng verwandten Arten angehören. Das Holz der Art aus Französisch-Guayana gleicht Mahagoni; das brasilianische Holz ist eher graugelb. Vor der Destillation wird das Holz zu Spänen zerkleinert; der Duft der Cayenne-Art erinnert an Maiglöckchen.

Geschichte und Mythos: Rosenholz ist in Brasilien als »Jacaranda« bekannt. Obwohl es – bzw. eine andere Unterart namens *Convulvus scoparius* – seit langem in der Parfümerie verwendet wird, hat es in die Aromatherapie erst vor kurzem Einzug gehalten. Aus dem nach Rose duftenden Kernholz wurden in Frankreich oft Schatullen und auch Bürsten- und Messergriffe hergestellt.

Die Bäume wurden von Französisch-Guayana zum Destillieren nach Europa verschifft, aber aufgrund der steigenden Frachtkosten erlebten die Destillerien vor Ort einen Aufschwung. Die riesige Nachfrage führte dazu, daß andere Bezugsquellen gesucht und schließlich in Brasilien gefunden wurden. Dort wird selbst sehr viel ätherisches Öl produziert, und um ein Aussterben der Bäume zu verhindern, hat die Regierung gesetzlich vorgeschrieben, daß die Destillerien für jeden gefällten Baum einen neuen pflanzen müssen.

Chemische Bestandteile: Geraniol, Linalool, Nerol, Terpineol (Alkohole), Cineol (Keton), Dipenten (Terpen).

Eigenschaften: Anregend, antidepressiv, antiseptisch, aphrodisisch, bakterizid, desodorierend, gehirnwirksam, insektizid, kräftigend, schmerzlindernd.

Geist und Seele: Stabilisiert das Zentralnervensystem und kann daher allgemein ausgleichend wirken. Hilfreich, wenn man sich niedergeschlagen, erschöpft und von Problemen überwältigt fühlt – es hat eine stimmungsaufhellende und belebende Wirkung.

Körper: Erste Wahl bei chronischen Beschwerden, besonders wenn das Immunsystem in Mitleidenschaft gezogen ist, auf das es stimulierend wirkt. Kann Mikroorganismen und Viren bekämpfen und wertvoll als Antiseptikum im Rachenraum sein. Lindert Reizhusten.

Die vielfach gepriesenen aphrodisischen Eigenschaften können zur Wiederherstellung der Libido Wunder wirken und sexuelle Probleme, z. B. Impotenz und Frigidität, positiv beeinflussen. Soll Menschen, die sexuell mißbraucht worden sind, helfen; die wohltuende, wärmende Wirkung kann zudem eine schlafende Sinnlichkeit wecken.

Lindert Kopfschmerzen, die mit Übelkeit einhergehen sowie die Folgen eines Jetlag.

Die desodorierende Wirkung unterstützt den Körper beim Umgang mit starker Hitze und Feuchtigkeit. Soll auch ein gutes Insektenschutzmittel sein.
Wirkung auf die Haut: Regt die Zellen an und regeneriert das Gewebe, daher nützlich bei (Schnitt-) Wunden. Hilfreich bei trockener, empfindlicher und entzündeter Haut. Verzögert den Alterungsprozeß und die Faltenbildung. Die ausgleichende, wärmende Wirkung kann auch bei Beschwerden hilfreich sein, die mit dem Feuchtigkeitsgehalt der Haut in Verbindung stehen.
Paßt gut zu: Koriander, Palmarosa, Patchouli, Petitgrain, Rose, Rosengeranie, Rosmarin, Sandelholz, Vetiver, Weihrauch, Zeder.

Rosmarin

Pflanze/Teil:	Kraut/blühende Spitzen und Blätter
Botanischer Name:	Rosmarinus officinalis
Familie:	Labiatae
Note:	Herz
Planet:	Sonne
Extraktion:	Destillation

Duft: Stark, klar und durchdringend, erfrischend, krautig.

Beschreibung: Die Bezeichnung »Rosmarin« stammt von dem lateinischen Begriff *ros marinus,* der »Meerestau« bedeutet, denn die Pflanze liebt das Wasser. Der bis 90 cm hohe holzige Stengel trägt dunkelgrüne, lanzettförmige Blätter und bläulich-lilafarbene Blüten. Die ursprünglich aus Asien stammende Pflanze ist heute im Mittelmeerraum ein vertrauter Anblick; das ätherische Öl kommt überwiegend aus Frankreich, Tunesien und dem ehemaligen Jugoslawien.

Geschichte und Mythos: In Ägypten sind Spuren von Rosmarin in alten Gräbern gefunden worden. Die Römer und auch die Griechen sahen in ihm ein Symbol der Erneuerung. Er galt ihnen außerdem als heilige Pflanze, die die Lebenden tröstet und den Toten Frieden schenkt. Rosmarinzweige schmückten ihre Götter und wurden zur Vertreibung böser Geister verbrannt. Die Araber dachten, Rosmarin würde Ungeziefer abschrecken, und pflanzten Rosmarinbüsche in ihre Obstgärten. Rosmarin galt auch als Jungbrunnen und eine Anekdote besagt, daß Donna Isabella, die ungarische Königin, in fortgeschrittenem Alter ein Gesichtswasser mit Rosmarin verwendete, das ihr das Aussehen ihrer Jugend zurückgab. Da Rosmarin schon immer zur Konservierung von Fleisch benutzt wurde, enthält diese Geschichte möglicherweise ein Körnchen Wahrheit. Die anderen Zutaten dieses Gesichtswassers waren wahrscheinlich Zitrone, Neroli, Melisse und Pfefferminze. Die antiseptische Wirkung von Rosmarin war auch in französischen Krankenhäusern bekannt, dort wurde er bei Epidemien verbrannt.

Chemische Bestandteile: Borneol (Alkohol), Kuminsäure (Aldehyd), Bornylacetat (Ester), Kampfer, Cineol (Ketone), Caryophyllen (Sesquiterpen), Camphen, Pinen (Terpene).

Eigenschaften: Adstringierend, anregend, antidepressiv, antirheumatisch, antiseptisch, blähungstreibend, blutdrucksenkend, galletreibend, gehirnwirksam, harntreibend, herzstärkend, krampflösend, leberstärkend, magenwirksam, menstruationsfördernd, nervenstärkend, schmerzlindernd, schweißtreibend, Schwellungen reduzierend, stärkend, verdauungsfördernd, vernarbungsfördernd, wundheilend.

Bitte beachten: Aufgrund der sehr anregenden Wirkung ist das Öl für Epileptiker und Menschen mit hohem Blutdruck nicht geeignet. Sollte auch in der Schwangerschaft gemieden werden, da es das Einsetzen der Menstruation fördert. Kann die Wirkung homöopathischer Mittel beeinträchtigen.

Geist und Seele: Belebt die Gehirnzellen, macht den Kopf frei und unterstützt das Erinnerungsvermögen. Gut bei geistiger Anspannung, allgemeiner Trägheit und Lethargie. Wirkt allgemein sehr anregend und stärkt den Geist bei Schwäche und Erschöpfung.

Körper: Energetisiert und aktiviert das Gehirn. Belebt die Sinne und kann unter Umständen bei der Behebung von Sprach-, Hör- und Sehstörungen helfen. Beseitigt Schmerzen und Migräne,

besonders wenn diese mit Magenbeschwerden zusammenhängen. Kann bei Schwindel helfen. Ist ein gutes Mittel zur Anregung der Nerven und trägt dazu bei, vorübergehend gelähmte Glieder zu kräftigen.
Lindert Schmerzen auf sanfte Art und Weise, empfehlenswert bei Gicht, rheumatischen Schmerzen und Muskelkater.
Ist ein wertvolles Stärkungs- und Anregungsmittel für das Herz und normalisiert niedrigen Blutdruck. Soll auch bei Anämie wirksam sein. Stärkt die Lunge, hilft bei Erkältungen, Asthma, chronischer Bronchitis und Grippe.
Beseitigt Stauungen in der Leber, hilfreich bei Hepatitis, Zirrhose, Gallensteinen, Gelbsucht und einer Blockade des Hauptgallengangs. Die anregende Wirkung auf die Verdauung lindert Dickdarmentzündungen, Dyspepsie, Blähungen und Magenschmerzen.
Wirkt beruhigend bei Menstruationskrämpfen und reguliert schwache Blutungen. Die harntreibende Wirkung ist nützlich bei Flüssigkeitsansammlungen während der Menstruation, bei Zellulitis und Fettleibigkeit.
Wirkung auf die Haut: Hilfreich bei schlaffer Haut, da es stark adstringierend wirkt, Spannkraft verleiht und Stauungen, Aufgedunsenheit und Schwellungen reduziert. Ist aufgrund der anregenden Wirkung auch günstig bei Erkrankungen der Kopfhaut, beseitigt Schuppen und regt das Haarwachstum an.
Paßt gut zu: Basilikum, Grapefruit, Ingwer, Lemongrass, Limette, Mandarine, Melisse, Myrte, Orange, Pfefferminze, Rosengeranie, Tangerine, Weihrauch, Zeder.

Salbei

Pflanze/Teil:	Kraut/Blätter und Blüten
Botanischer Name:	Salvia officinalis
Familie:	Labiatae
Note:	Kopf
Planet:	Jupiter
Extraktion:	Destillation

Duft: Klar, krautig und scharf.

Beschreibung: Salbei hat im allgemeinen grünviolette Blätter und blaue Blüten, aber in Anbetracht der vielen Unterarten sind Abweichungen durchaus möglich. Er wächst bis zu 60 cm hoch und ist im Mittelmeerraum heimisch, aus dem auch ein Großteil des Öls kommt.

Geschichte und Mythos: Die Chinesen schätzten Salbei über die Maßen, denn sie glaubten, er würde Unfruchtbarkeit beheben. Die Römer hielten ihn schlichtweg für ein Allheilmittel und betrachteten ihn als Wunderpflanze. *Salvare,* das lateinische Ursprungswort für »Salbei«, bedeutet tatsächlich »heilen« bzw. »retten«. Da Salbei mit Weisheit und einem langen Leben in Verbindung gebracht wurde, blieb er jahrhundertelang eine sehr beliebte Pflanze.

Im Mittelalter war er Bestandteil vieler Stärkungsmittel für die Nerven; außerdem reinigte man das Zahnfleisch und weißte die Zähne mit ihm. Bevor Tee aus China und Indien importiert wurde, war Salbeitee in England ein sehr beliebtes Getränk. Das ätherische Öl findet auch in Männerparfüms häufig Verwendung.

Chemische Bestandteile: Borneol, Salviol (Alkohol), Kampfer, Cineol, Thujon (Ketone), Phellandren (Terpen).
Eigenschaften: Adstringierend, antirheumatisch, antiseptisch, appetitanregend, blutdruckerhöhend, blutreinigend, harntreibend, kräftigend, krampflösend, leberstärkend, menstruationsfördernd, Milchbildung stoppend, Schwitzen stoppend, vernarbungsfördernd.
Bitte beachten: Ein starkes Öl, das im Extremfall das Zentralnervensystem negativ beeinflussen und zu Krämpfen, epileptischen Anfällen oder Lähmungen führen kann. Kann auch in geringen Mengen toxisch wirken. Sollte weder in der Schwangerschaft noch in der Stillzeit benutzt werden, weil es die Milchbildung stoppen und auch zu starken Gebärmutterkrämpfen führen kann. Muskatellersalbei *(Salvia sclarea)* hat ähnliche Heilwirkungen und gilt als die ungefährlichere Alternative.
Geist und Seele: Kann in sehr geringer Dosierung die Nerven beruhigen, weil es das parasympathische Nervensystem beeinflußt. Angezeigt bei Müdigkeit, Depression und Kummer. Regt die Sinne an und fördert die Gedächtnisleistung.
Körper: Hat eine positive Wirkung auf das weibliche Fortpflanzungssystem, weil es das Hormon Östrogen imitiert und dadurch den Menstruationszyklus reguliert. Besitzt immer noch einen guten Ruf bei Unfruchtbarkeit und kann sogar die Empfängnis unterstützen. Auch wertvoll bei Wechseljahrsbeschwerden, besonders bei starkem Schwitzen. Eignet sich zudem zur Behandlung von Pilzinfektionen im Vaginalbereich.
Ist ein sehr gutes Mittel zur Förderung der Verdauung, besonders wenn viel Fleisch gegessen wurde, lindert Verstopfung und stärkt das Verdauungssystem. Unterstützt die Harnaus-

scheidung, kann Leber und Nieren stärken. Wirksam bei Wasserverhaltung und Ödemen.

Beseitigt Schleim in Gaumen, Rachen und Magen und wirkt heilend bei Mundgeschwüren und Zahnfleischentzündungen.

Soll unter Umständen auch bei Drüsenbeschwerden helfen, weil das Zirkulieren der Lymphe unterstützt wird. Erhöht aufgrund der reinigenden Wirkung auf den Kreislauf niedrigen Blutdruck.

Auch hilfreich bei Erkältungen, Katarrhen, Bronchitis und generell bei bakteriellen Infektionen. Stoppt Schwitzen, vor allem in Kombination mit Lorbeer – wobei dies wirklich ein sehr potentes Duo ist!

Die schmerzlindernde Wirkung ist hilfreich bei überanstrengten oder schlaffen Muskeln. Nützlich bei Fibrositis (einer Art Muskelentzündung) und Krämpfen der Hals- und Nackenmuskulatur.

Lindert Muskelzittern und Lähmungen.

Wirkung auf die Haut: Stoppt Blutungen, auch bei (Schnitt-)Wunden, unterstützt die Bildung von Narbengewebe. Unter Umständen auch wirksam bei erweiterten Poren. Lindert Hautprobleme wie z. B. Herpes, Dermatitis, Schuppenflechte und Geschwüre.

Paßt gut zu: Bergamotte, Ingwer, Lavendel, Lorbeer, Melisse, Myrte, Niaouli, Orange, Rosengeranie, Rosmarin.

Sandelholz

Pflanze/Teil:	Baum/inneres Kernholz
Botanischer Name:	Santalum album
Familie:	Santalaceae
Note:	Basis
Planet:	–
Extraktion:	Destillation

Duft: Holzig, süß und exotisch, subtil und haftend.

Beschreibung: Dieses wundervolle Öl stammt von einem immergrünen Parasitenbaum, der seine Wurzeln in andere Bäume gräbt. Das gelbliche Holz wird in dünnen Spänen verkauft; die Bäume werden meistens gefällt, wenn sie 60 Jahre alt und »reif« sind – nie jedoch vor dem 30. Lebensjahr. Es heißt, daß das beste ätherische Öl aus Mysore in Indien stammt. Andere Sandelholzunterarten sind z. B. das rote *Pterocarpus santalinus,* das hauptsächlich als Farbstoff Verwendung findet, und das als *Santalum spicatum* bekannte australische Sandelholz, aus dem ein etwas minderwertigeres Öl hergestellt wird.

Geschichte und Mythos: Die Pflanze ist seit der Antike bekannt – mit Sandelholz beladene Karawanen waren auf den Handelsstraßen von Indien nach Ägypten, Griechenland und Rom ein vertrauter Anblick. Viele alte indische Tempel sowie Möbelstücke wurden aus Sandelholz gefertigt. Die Späne waren auch als Räucherwerk sehr beliebt – die beruhigende Wirkung des Sandelholzduftes förderte die Meditation; in Indien und China ist die Verwendung von Sandelholz bei religiösen Zeremonien noch immer gang und gäbe. Es wurde auch bei

Beerdigungen verbrannt, damit die Seele im Tod Befreiung finden konnte.
Die Ägypter benutzten Sandelholz zum Einbalsamieren und zur Behandlung von Gonorrhö. Wird auch als Zutat zu Parfüms verwendet, wird aber leider oft verfälscht.
Chemische Bestandteile: Santalol (Alkohol), Furfurol (Aldehyd), Santalen (Sesquiterpen).
Eigenschaften: Adstringierend, antiseptisch, aphrodisisch, auswurffördernd, beruhigend, blähungstreibend, entzündungshemmend, erweichend, harntreibend, hustenreizlindernd, kräftigend, krampflösend.
Bitte beachten: Der lange haftende Duft sitzt oft auch nach dem Wäschewaschen noch in den Kleidern. Die aphrodisische Wirkung ist bekannt, daher in geringer Dosierung erst ausprobieren. Menschen, die zu Depressionen neigen, sollten es meiden, da es Gefühle von Niedergeschlagenheit noch verstärken kann.
Geist und Seele: Ein sehr entspannendes Öl, lindert nervöse Anspannung und Angst – wirkt aber eher sedierend als stimmungsaufhellend. Hilfreich bei Zwangsvorstellungen, soll hemmende Bindungen an die Vergangenheit lösen. Es vermittelt ein Gefühl des Friedens und sorgt so dafür, daß man die Dinge akzeptieren lernt.
Körper: Sehr hilfreich für den Urogenitaltrakt. Lindert Blasenentzündungen und sollte in diesem Fall in die Nierengegend einmassiert werden, wo es seine reinigende und entzündungshemmende Wirkung entfaltet.
Der aphrodisische Effekt kann sexuelle Probleme, z. B. Frigidität und Impotenz, lindern helfen, da es angstlösend wirkt. Die krampflösende und kräftigende Wirkung auf den Körper fördert die Entspannung und das Gefühl des Wohlbefindens. Wur-

de früher auch zur Behandlung von Geschlechtskrankheiten eingesetzt; ein reinigender Einfluß auf die Geschlechtsorgane ist auch durchaus denkbar. Soll zur Vermehrung der vaginalen Sekretion beitragen.

Auch hilfreich bei Infektionen im Brustkorb, bei Halsschmerzen und trockenem Husten, der mit Bronchitis und Lungeninfektionen einhergeht. Wirkt sehr entspannend und sorgt daher bei Katarrhen für einen tiefen Schlaf. Stimuliert das Immunsystem und hilft so, Infektionen zu bekämpfen.

Gut gegen Sodbrennen, möglicherweise auch hilfreich bei Durchfall, weil es adstringierend wirkt.

Wirkung auf die Haut: Ist im allgemeinen ein ausgleichendes Öl, eignet sich aber besonders für trockene Ekzeme, alternde und feuchtigkeitsarme Haut. Macht die Haut weich, ist in Kombination mit Kakaobutter eine gute Halscreme. Lindert Juckreiz und Entzündungen; die antiseptische Wirkung ist hilfreich bei Akne, Geschwüren und infizierten Wunden.

Paßt gut zu: Basilikum, Benzoe, Jasmin, Lavendel, Myrte, Neroli, Palmarosa, Rose, Rosengeranie, schwarzem Pfeffer, Vetiver, Weihrauch, Ylang-Ylang, Zitrone, Zypresse.

Santolina

Pflanze/Teil:	Strauch/Samen
Botanischer Name:	Santolina chamaecyparissias
Familie:	Compositae
Note:	–
Planet:	Merkur oder Mond
Extraktion:	Destillation

Duft: Fast wie ein Bratapfel.

Beschreibung: Der immergrüne Strauch ist zwar als »Lavendelbaumwolle« bekannt, gehört aber nicht zur Familie der Lippenblütler, sondern ist mit der Familie der Gänseblümchen verwandt. Er wird etwa 60 cm hoch und hat einen weißen Stengel mit baumwollähnlichen, silbergrauen, behaarten Blättern und winzigen gelben Blüten. Er ist in Italien, Südfrankreich und im Mittelmeerraum heimisch, wird aber auch in England angebaut. Dieser Strauch ist sehr genügsam und erträgt starke Hitze und Wassermangel auch lange Zeit; die Ölausbeute ist unmittelbar vor der Blüte am größten.

Geschichte und Mythos: Die Normannen sollen die Pflanze nach Großbritannien gebracht haben. Im 16. Jahrhundert jedenfalls wurde sie dort sehr häufig angepflanzt, oft auch als Garteneinfriedung. Die Bezeichnung *Santolina* stammt aus dem Lateinischen und bedeutet »heiliger Flachs«, was einen Hinweis auf das hohe Ansehen der Pflanze gibt.

In Frankreich legte man sie zum Schutz vor Insekten und Ungeziefer oft zwischen Kleidung und Wäsche. Sie ist vor allem wegen ihrer krampflösenden und wurmtreibenden Eigenschaften Bestandteil vieler Arzneimittel. Das Öl wird nicht in großem Stil kommerziell produziert.

Chemische Bestandteile: Borneol (Alkohol), Cineol (Keton), Camphen, Cymen, Limonen, Myrcen, Phellandren, Pinen, Sabinen, Terpinen, Terpinolen (Terpene).

Eigenschaften: Anregend, entzündungshemmend, kräftigend, krampflösend, leberstärkend, magenwirksam, menstruationsfördernd, warzenbeseitigend, wurmtreibend.

Bitte beachten: Kann bei längerer Anwendung leicht toxisch wirken und die Haut reizen. Wird in der Schwangerschaft am besten gemieden.

Geist und Seele: Kann anregend und erfrischend wirken.

Körper: Ist am wirksamsten als Wurmkur. Gilt außerdem als ausgezeichnetes Insektenschutzmittel und hilft bei giftigen Bissen und Stichen.

Beseitigt Stauungen in der Leber, kann daher bei Gelbsucht helfen und reinigt zudem die Nieren. Lindert Magenkrämpfe und stärkt das Verdauungssystem im allgemeinen.

Nützlich bei Problemen im Genitalbereich (Ausfluß); soll schwache Blutungen wieder ins Lot bringen.

Günstig auch bei Asthma und Husten.

Wirkung auf die Haut: Vermindert Juckreiz, vor allem bei Entzündungen, und hilft, daß Wundschorf schnell abheilt. Bei Tinea (eine Hautpilzerkrankung) und Warzen angezeigt.

Paßt gut zu: Kamille, Lavendel, Mandarine, Orange.

Schafgarbe

Pflanze/Teil:	Busch/blühende Spitzen
Botanischer Name:	Achillea millefolium
Familie:	Compositae
Note:	Kopf
Planet:	Venus
Extraktion:	Destillation

Duft: Leicht süß und würzig.

Beschreibung: Die Schafgarbe wächst etwa 90 cm hoch. Sie besitzt farnähnliche und fiedrige Blätter und weiß-rosa Blüten, die doldenförmig die harten, kantigen Stengel überragen. An den Landstraßen Europas, Westasiens und Nordamerikas ist sie ein vertrauter Anblick. Wegen ihrer fiedrigen Blätter wird sie auch »Tausendblatt« genannt.

Geschichte und Mythos: Mit Hilfe der Schafgarbe glaubte man früher, die Zukunft voraussagen zu können. In Schottland trug man sie als Talisman, da ihr die Kraft zugeschrieben wurde, böse Geister abzuwehren. Aus diesem Grund legte man sie auch in Kirchen aus. Junge Mädchen hofften ebenso auf ihre magische Wirkung: Sie legten sie unter ihre Kopfkissen, damit ihnen im Traum ihre große Liebe erschien. Der Sage zufolge soll Achilles im Trojanischen Krieg die Wunden seiner Soldaten mit Schafgarbe versorgt haben. Ebenso behandelten die Angelsachsen durch eisengeschmiedete Waffen zugefügte Wunden mit Schafgarbe. Daher rührt wohl auch ihr Name »Soldatenkraut«.

Im Laufe der Zeit wuchs ihr Ruf als Allheilmittel. Und über die Jahrhunderte hinweg wurde sie gegen die verschiedensten

Krankheiten eingesetzt, von Lungenkrebs und Diabetes bis zu schweren Erkältungen. Die Schweden gaben sie auch an ihr Bier, damit es noch anregender wurde.

Chemische Bestandteile: Borneol (Alkohol), Cineol (Keton), Azulin (Sesquiterpen), Limonen, Pinen (Terpene).

Eigenschaften: Adstringierend, anregend, antiseptisch, auswurffördernd, entzündungshemmend, fiebersenkend, galletreibend, harntreibend, kräftigend, krampflösend.

Bitte beachten: Die Verwendung über einen längeren Zeitraum hinweg kann Kopfschmerzen verursachen und empfindliche Haut reizen. Möglicherweise für eine Anwendung in der Schwangerschaft zu stark.

Geist und Seele: Kann helfen, wenn man sich sehr niedergeschlagen fühlt.

Körper: Ist ein allgemeines Stärkungsmittel, da es direkt auf das Knochenmark wirkt und die Bluterneuerung anregt. Kräftigt auch das Gefäßsystem, daher angezeigt bei Durchblutungsstörungen, z. B. Krampfadern und Hämorrhoiden.

Ist ein sehr gutes Öl für das weibliche Fortpflanzungssystem, weil es die Hormone beeinflußt. Günstig bei unregelmäßiger Menstruation, besonders bei schweren Blutungen, Wechseljahrsbeschwerden, Eierstockentzündungen, Gebärmuttervorfall und Fibromyomen.

Regt die Sekretion der Magen- und der Darmdrüsen an und hilft so bei träger Verdauung. Bringt nervlich bedingte Verdauungsstörungen wieder ins Gleichgewicht, verbessert die Absorption und die Sekretion der Verdauungssäfte und hilft bei Koliken und Blähungen. Regt den Gallefluß an, unterstützt daher die Fettverdauung und fördert den Appetit. Die adstringierende Wirkung trägt dazu bei, Durchfall zu beenden.

Hilfreich bei fieberhaften Erkältungen und Schleimansammlungen im Kopfbereich. Fördert das Schwitzen, da es die Schweißdrüsen öffnet, was zugleich reinigend und kühlend wirkt.

Soll einen ausgleichenden Einfluß auf die Harnausscheidung haben, daher nützlich bei Harnverhaltung und unkontrolliertem Harnabgang, z. B. Bettnässen.

Die schmerzlindernden Eigenschaften können bei Rücken-, Rheuma- und Kopfschmerzen helfen.

Zudem ist es ein gutes Insektenschutzmittel, besonders als Schutz gegen Stechmücken.

Wirkung auf die Haut: Heilt entzündete (Schnitt-) Wunden, rissige Hände und Geschwüre. Bringt aufgrund seiner adstringierenden Wirkung fettige Haut ins Gleichgewicht; ist auch bekannt als Kräftigungsmittel für die Kopfhaut, daher nützlich bei ausfallendem Haar und sogar Kahlheit.

Paßt gut zu: Angelika, Estragon, Melisse, Muskatellersalbei, Rosmarin, Verbene, Wacholder, Zitrone.

Sellerie

Pflanze/Teil:	Kraut/Samen
Botanischer Name:	Apium graveolens
Familie:	Umbelliferae
Note:	Herz
Planet:	Merkur
Extraktion:	Destillation

Duft: Frisch, warm und ganz leicht würzig.

Beschreibung: Die gern auf feuchten Böden in Meernähe wachsende Pflanze ist in Eurasien heimisch. Der glatte Stengel wird ca. 60 cm hoch und trägt weißliche Blüten und leicht hellgrüne Blätter. Die winzigen braunen Samen werden unmittelbar vor dem Destillieren zermahlen. Das Öl kommt oft aus Indien und Frankreich.

Geschichte und Mythos: Apium stammt von dem keltischen Wort *apon,* das »Wasser« bedeutet, und das lateinische *graveolens* hat mit »Schwere« zu tun. Die alten Ägypter und Römer betrachteten den Sellerie als Symbol für Trauer und Tod. Die Ägypter jedoch nutzten den Sellerie auch schon medizinisch gegen geschwollene Glieder.

Im 17. Jahrhundert wurde der in der Nähe der Salzgebiete Südeuropas wachsende Sellerie von den Italienern weiter kultiviert, so daß aus der Stammpflanze verschiedene Unterarten hervorgingen. Bekanntermaßen können alle Teile der aromatischen Pflanze zum Kochen verwendet werden; oft gibt man sie an Suppen und Salate, da sie mineralstoffreich sind und salzreduzierte Diäten unterstützen. Culpeper meinte, daß die Pflanze

»weibliche Blockaden« beseitigt, und daher einen positiven Einfluß auf das Fortpflanzungssystem besitzt. Wird als Vogelfutter, aber auch als Nerventonikum und zum Würzen verwendet.

Chemische Bestandteile: Sedanonanhydrid (Säure), Sedanolid (Laton), Limonen, Selinen (Terpene).

Eigenschaften: Antirheumatisch, aphrodisisch, beruhigend, blähungstreibend, blutdrucksenkend, entzündungshemmend, harntreibend, kräftigend.

Geist und Seele: Beruhigt und kräftigt das Zentralnervensystem, daher hilfreich bei nervösen Störungen. Kann zu einem Gefühl der Freude führen.

Körper: Die ausgeprägt harntreibende Wirkung ist nützlich bei Gewichtsproblemen, die durch Wasserverhaltung und Zellulitis noch verstärkt werden. Reinigt außerdem Blase, Leber und Milz. Entfernt Toxine aus dem Körper, da es blutreinigend wirkt. Wird oft zur Auflösung von Harnsäureansammlungen in den Gelenken verwendet, daher nützlich bei Rheuma, Arthritis und Gicht.

Hilfreich für den Verdauungstrakt im allgemeinen, da es Blähungen und Völlegefühle beseitigt.

Kann sexuelle Probleme lösen helfen, da es Angst und Nervosität positiv beeinflußt. Kann aufgrund seiner erdenden, aber doch euphorisierenden Beschaffenheit ein leicht berauschendes Gefühl auslösen. Sein Ruf als Aphrodisiakum ist daher wohl nicht ganz unbegründet. Soll auch hohen Blutdruck senken, was bei Menschen mit Herzproblemen die Libido wiederherstellen kann.

Wirkt entzündungshemmend, wirkt daher fiebersenkend und ist bei Bronchitis günstig.

Wirkung auf die Haut: Reduziert Aufgedunsenheit und Rötungen, die Wasseransammlungen in der Haut zu verdanken sind.
Paßt gut zu: Angelika, Basilikum, Grapefruit, Guajakholz, Kajeput, Kamille, Orange, Palmarosa, Rosmarin, Verbene, Zitrone.

Spearmint (Ährenminze)

Pflanze/Teil:	Kraut/blühende Spitzen und Blätter
Botanischer Name:	Mentha spicata
Familie:	Labiatae
Note:	Kopf
Planet:	Venus
Extraktion:	Destillation

Duft: Ähnlich wie Pfefferminze, aber etwas süßer.

Beschreibung: Die runzligen und zugespitzten Blätter haben der Ährenminze ihren Namen gegeben. Die etwa 90 cm hohe Pflanze hat purpurfarbene Blüten. Es gibt viele Minzarten, die fast alle die gleichen Eigenschaften besitzen. Im Gegensatz zu Pfefferminze enthält die Ährenminze jedoch kein Menthol. Sie stammt ursprünglich aus dem Mittelmeerraum und Nordafrika, wird aber jetzt hauptsächlich in Amerika, Asien und Großbritannien angebaut.

Geschichte und Mythos: Die alten Griechen benutzten die Ährenminze als Kräftigungsmittel und als duftenden Badezusatz. Sie stand im Ruf, Geschlechtskrankheiten, z. B. Gonorrhö, heilen zu können, und war auch als Aphrodisiakum bekannt. Die Römer führten die Ährenminze in Großbritannien ein, wo sie hauptsächlich verwendet wurde, um das Dickwerden der Milch zu verhindern. Im Mittelalter wurde sie vor allem zur Mundhygiene verwendet. Man heilte entzündetes Zahnfleisch und weißte die Zähne mit ihr.

Chemische Bestandteile: Carvon, Cineol (Ketone), Caryophyllen (Sesquiterpen), Limonen, Myrcen, Phellandren (Terpene).

Eigenschaften: Anregend, blähungstreibend, entbindungsfördernd, genesungsfördernd, insektizid, juckreizlindernd, krampflösend, menstruationsfördernd.

Bitte beachten: Ein scharfes Öl, das nicht für Ganzkörpermassagen verwendet werden sollte, außer bei minimaler Dosierung. Lokale Massagen sind allerdings vorzuziehen. Kann die Augen sowie empfindliche Haut reizen. Wird in der Schwangerschaft am besten gemieden. Kann zudem die Wirkung homöopathischer Mittel beeinträchtigen.

Geist und Seele: Regt einen erschöpften Geist an.

Körper: Hilfreich bei Verdauungsbeschwerden, z. B. Erbrechen, Blähungen, Verstopfung und Durchfall. Soll die Magenmuskeln entspannen, lindert Schluckauf und Übelkeit. Mildert die Folgen von Reise- und Seekrankheit. Kräftigt die Verdauungsorgane insgesamt und regt den Appetit an. Soll auch Harnverhaltung beheben und Nierensteine auflösen.

Beeinflußt das Fortpflanzungssystem, verhindert z. B. eine zu reichliche Milchbildung bei stillenden Müttern und eine Verhärtung der Brüste. Kann starke Monatsblutungen und Ausfluß stoppen. Erleichtert bei einer Geburt die Wehen.

Gut bei Kopfschmerzen, ebenso bei Mundgeruch und entzündetem Zahnfleisch.

Wirkung auf die Haut: Die Pflanze ist bei starkem Hautjucken verwendet worden. Vielleicht verschafft das Öl hier ebenfalls Erleichterung. Kann entsprechend auch bei Herpes und Wundschorf nützlich sein.

Paßt gut zu: Basilikum, Grapefruit, Lindenblüte, Rosmarin.

Speiklavendel

Pflanze/Teil:	Strauch/blühende Spitzen
Botanischer Name:	Lavandula spica/latifolia
Familie:	Labiatae
Note:	Kopf
Planet:	Merkur
Extraktion:	Destillation

Duft: Ähnlich wie Lavendel, aber klarer und frischer.

Beschreibung: Die Pflanze mit den blaugrauen Blüten, die gerne in Meeresnähe wächst, ist robuster und etwas größer als der echte Lavendel. Das ätherische Öl kommt oft aus Spanien, Italien und Frankreich.

Geschichte und Mythos: Wird aufgrund seiner »aggressiveren« Eigenschaften auch als »männlicher« Lavendel bezeichnet. Geht mehr in Richtung Kampfer und ist herber. Er dient daher zur Parfümierung billiger Waren und findet oft in der Lackindustrie Verwendung. Die Pflanze wuchs wild in ganz Spanien, und die Arbeiter gingen stundenlang gebeugt, um Speiklavendel für die Destillation zu schneiden. Die Arbeitskräfte waren billig, da Spanien bis zum Bürgerkrieg ein vorwiegend agrarisch orientiertes Land war.

Seit 1936 jedoch sind die von dort kommenden Lieferungen zurückgegangen, und Frankreich hat den Großteil der Produktion übernommen. Früher wurde Speiklavendelöl aufgrund des hohen Preises oft mit Salbeiöl gestreckt. Im Veterinärbereich wurde es auch zum Reinigen und Desinfizieren von Wunden eingesetzt.

Chemische Bestandteile: Kampfer, Cineol (Ketone), Camphen (Terpen), Borneol, Linalool (Alkohole).

Eigenschaften: Antidepressiv, antiseptisch, antiviral, insektizid, schleimlösend, schmerzlindernd.

Bitte beachten: Der Lavendel, die mildere Verwandte dieses Öls, fördert das Einsetzen der Menstruation, daher auch dieses Öl in der Schwangerschaft am besten meiden, um jedes Risiko auszuschließen. Große Mengen können das Zentralnervensystem überstimulieren, kann zu Herzklopfen führen.

Geist und Seele: Beruhigt das zerebrospinale System, macht einen überlasteten Kopf frei und die Sinne ruhiger, aber auch wacher.

Körper: Besonders wirksam bei Atemwegsbeschwerden, z. B. bei Bronchitis und Kehlkopfentzündung. Erleichtert das Atmen und macht den Kopf frei, lindert katarrhbedingte Kopfschmerzen. Stärkt das Immunsystem.

Die schmerzlindernden Eigenschaften stillen Muskel- und Rheumaschmerzen und fördern die Entspannung der Nervenfasern. Die allgemein ausgleichende Wirkung kann zuviel Hitze oder Kälte, die durch eine Verletzung in den Muskeln entstanden sind, wieder ins Gleichgewicht bringen.

Lindert schmerzhafte Insektenstiche.

Wirkung auf die Haut: Unterstützt die Bildung von Narbengewebe und wirkt möglicherweise auch fungizid, daher bei Tinea und Fußpilz zu empfehlen.

Paßt gut zu: Bergamotte, Guajakholz, Immortelle, Jasmin, Kamille, Orange, Rosengeranie, Zitrone.

Sternanis

Pflanze/Teil:	Baum/Frucht
Botanischer Name:	Illicium verum
Familie:	Magnoliaceae
Note:	Kopf
Planet:	Sonne
Extraktion:	Destillation

Duft: Durchdringend, stechend, ähnlich wie Anissamen.

Beschreibung: Dieser exotische immergrüne Baum ist fast ausschließlich in Ostasien heimisch und wird bis zu 9 m hoch. Gelbe Blüten und sternförmige Früchte heben sich von seiner weißen Rinde ab. Die Früchte werden destilliert, wenn sie noch jung und grün sind; das Öl riecht ähnlich, nur stärker als Anissamen. Sternanis kommt vom chinesischen Anis und wird aufgrund seiner grünen Farbe auch als »Grüner Anis« bezeichnet. Die japanische Art *(Illicium religiosum)* ist giftig.

Geschichte und Mythos: Die Herstellung von Sternanisöl war in den Dörfern Indochinas ein gängiges Gewerbe. Obwohl es heißt, die Qualität wäre nicht so gut wie die von Anissamen, verwenden die Chinesen es immer noch gern als Bestandteil ihrer Arzneien. Mit Sicherheit war Sternanis ein beliebter Aperitif. In gemahlener Form wurde er auch an Tee und Kaffee gegeben, als Hilfe gegen Mundgeruch. Man würzte Fleischgerichte mit ihm, etwa solche von Schwein und Ente und gab ihn schließlich auch an süße Gerichte. Englische Seeleute brachten ihn im 16. Jahrhundert nach Europa, wo er zum Aromatisieren von Spirituosen in Frankreich, Deutschland und Italien bald sehr gefragt war.

Chemische Bestandteile: Cineol (Keton), Anethol, Safrol (Phenole), Caren, Cymen, Dipenten, Limonen, Pinen, Phellandren (Terpene).
Eigenschaften: Anregend, auswurffördernd, blähungstreibend, harntreibend, magenwirksam.
Bitte beachten: Ein starkes Öl, das unter Umständen das Nervensystem überstimuliert. Allergiker sollten es auf keinen Fall anwenden. Wird in der Aromatherapie nicht häufig verwendet.
Geist und Seele: Hat eine allgemein anregende Wirkung.
Körper: Soll aufgrund seines stark blähungstreibenden Charakters eine günstige Allgemeinwirkung auf das Verdauungssystem haben. Beruhigt den Magen, vertreibt Blähungen und lindert Übelkeit. Hilft gegen Verstopfung, weil es die Peristaltik anregt. Die lindernde Wirkung bei Hernien geht wahrscheinlich auf den beruhigenden Einfluß auf den Darm zurück.

Die harntreibenden Eigenschaften sind hilfreich bei Blasenproblemen, insbesondere Blasenentzündung und stark verminderter Harnausscheidung.

Der wärmende Effekt bei Erkältungen weist auf eine wohltuende Wirkung auf die Atemwege hin. Steht im Ruf, Halsschmerzen und Infektionen im Brustkorb zu lindern. Scheint auch bei Hexenschuß zu helfen, einer rheumatischen Erkrankung, die im allgemeinen bei kaltem Wetter auftritt.

Soll außerdem die Östrogenproduktion anregen und kann daher bei prämenstruellen Spannungen und schmerzhafter Regelblutung hilfreich sein; reguliert zudem den Menstruationszyklus.
Paßt gut zu: Dill, Fenchel, Ingwer, Kardamom, Koriander, Kümmel, Mandarine, Petitgrain, Rosenholz, Zypresse.

Tagetes

Pflanze/Teil:	Strauch/Blüten und Blätter
Botanischer Name:	Tagetes patula/glandulifera
Familie:	Compositae
Note:	Kopf bis Herz
Planet:	Jupiter oder Sonne
Extraktion:	Destillation

Duft: Süß und fruchtig, aber doch fast zitrusartig.

Beschreibung: Die Ur-Tagetes-Pflanze *(Tagetes erecta)* wurde in Nordafrika angebaut, aber es heißt auch, die Pflanze soll ursprünglich aus Mittelamerika stammen. Die auch als »Studenten-« oder »Sammetblume« bekannte Pflanze wird heute hauptsächlich in Frankreich angebaut. Die tief eingeschnittenen, fiedrigen Blätter umgeben kleine, nelkenähnliche, hellorangefarbene Blüten. Das Öl wird erst nach der vollen Blüte destilliert.

Geschichte und Mythos: War in Afrika auch als »Khaki-Busch« bekannt und hing oft vor den Hütten der Einheimischen als Schutz vor Fliegen. Wurde auch zwischen Tomaten, Kartoffeln und Rosen gepflanzt, um Schädlinge wie Fadenwürmer zu vertreiben. Galt als wirksames Larvenvernichtungsmittel und wurde auch an Salben gegeben, um Maden in Wunden zu töten. Die Wurzeln und Samen wirken abführend und tragen so dazu bei, den Körper von Toxinen zu befreien.

Nach dem Burenkrieg zu Beginn dieses Jahrhunderts brachten australische Truppen die Pflanze in ihre Heimat, wo sie sich auch gut entwickelte. Heute findet sie vielfach Verwendung in französischen Parfüms.

Chemische Bestandteile: Tageton (Keton), Limonen, Ocimen (Terpene).

Eigenschaften: Antimikrobisch, antiseptisch, beruhigend, blutdrucksenkend, entzündungshemmend, erweichend, fungizid, insektizid, krampflösend, zellerneuernd.

Bitte beachten: Ein sehr starkes Öl, das sparsam verwendet werden sollte.

Geist und Seele: Sorgt für klare Gedanken, baut Anspannung ab und fördert die Selbstbeherrschung.

Körper: Die bekannte antimikrobische Wirkung hält krankheitsübertragende Moskitos und Fliegen fern und infizierte Stiche unter Kontrolle.

Soll auch bei Ohrinfektionen wirksam sein, verbessert das Hörvermögen und schärft die Sinne allgemein.

Soll eine Affinität zu den Atemwegen haben und erweitert die Bronchien, so daß der Schleim besser abfließen kann und Blockaden sich lösen. Lindert auch Husten.

Steht im Ruf, diffuse Schmerzen, Verstauchungen und Zerrungen zu lindern.

Die beruhigende Wirkung trägt dazu bei, hohen Blutdruck zu senken.

Wirkung auf die Haut: Ein nützliches Öl bei Hautinfektionen, besonders bei Eiterbildung. Die heilende Wirkung bei (Schnitt-) Wunden geht wahrscheinlich darauf zurück, daß es Entzündungen lindert. Kann auch Pilzinfektionen zum Abklingen bringen.

Paßt gut zu: Kamille, Koriander, Lavendel, Lindenblüten, Orange, Rosengeranie, Sandelholz, Tangerine, Teebaum, Weihrauch, Ylang-Ylang, Zitrone.

Tangerine

Pflanze/Teil:	Baum/Frucht und Schale
Botanischer Name:	Citrus reticulata
Familie:	Rutaceae
Note:	Kopf bis Herz
Planet:	–
Extraktion:	Kaltpressung

Duft: Süß, leicht und scharf.

Beschreibung: Die Tangerine gehört zur selben botanischen Familie wie die Mandarine. Sie stellt aber eine niedrigere Stufe dieser Frucht in der Entwicklung der Gartenbaukunst dar. Sie wird auch früher geerntet, nämlich im November und nicht erst im Februar. Ihre Farbe ist von intensivem Orange, während die Mandarine etwas gelblicher ist. Der Duft der beiden Früchte ist sehr ähnlich, wobei der von der Tangerine etwas schwächer bzw. subtiler ist. Tangerinen haben keine Kerne, Mandarinen dagegen schon. Das Öl des ursprünglich in China heimischen Baums wird hauptsächlich in den USA produziert.

Geschichte und Mythos: Die Tangerine kam aus China über Europa in die USA. Benannt nach Colonel G. L. Dancy, der um 1871 als erster den Baum aus Setzlingen in den Südstaaten Amerikas anbaute, ist sie auch als »Dancy-Tangerine« bekannt.

Chemische Bestandteile: Citronellol, Linalool (Alkohole), Citral (Aldehyd), Cadinen (Sesquiterpen), Limonen (Terpen).

Eigenschaften: Antiseptisch, beruhigend, kräftigend, krampflösend, magenwirksam, zellerneuernd.

Bitte beachten: Kann die Lichtempfindlichkeit der Haut erhöhen, daher nicht anwenden, wenn man die Haut nach der Behandlung starkem Sonnenlicht aussetzen will.
Geist und Seele: Soll eine fast hypnotische Wirkung haben, ist auf jeden Fall hilfreich bei Streß und Anspannung, weil es das Nervensystem beruhigt.
Körper: Die medizinischen Eigenschaften gleichen denen von Orange und Mandarine. Alle drei Arten haben einen günstigen Einfluß auf das Verdauungssystem und helfen bei allen möglichen Magenbeschwerden (Blähungen, Durchfall, Verstopfung); außerdem regen sie die Produktion von Gallenflüssigkeit an und unterstützen so die Fettverdauung.
Kräftigt das Gefäßsystem, besonders den peripheren Kreislauf, der die Venen und Arterien in den Extremitäten nährt; aktiviert daher müde und schmerzende Glieder.
Ist aufgrund seines Vitamingehalts ein beliebtes Massageöl in der Schwangerschaft.
Wirkung auf die Haut: Bringt Farbe in blasse Haut, da es das Blut energetisiert. Ein nützliches Hauttonikum, glättet Schwangerschaftsstreifen, vor allem in Verbindung mit Lavendel und Neroli.
Paßt gut zu: Basilikum, Bergamotte, Grapefruit, Kamille, Lavendel, Limette, Muskatellersalbei, Neroli, Orange, Rose, Rosengeranie, Weihrauch, Zitrone.

Teebaum

Pflanze/Teil:	Baum/Blatt
Botanischer Name:	Melaleuca alternifolia
Familie:	Myrtaceae
Note:	Kopf
Planet:	–
Extraktion:	Destillation

Duft: Frisch und hygienisch, eher stechend.

Beschreibung: Das sehr nützliche ätherische Öl wird manchmal auch als »Ti-Baum« bezeichnet, um eine Verwechslung mit Tee *(Camellia Thea)* auszuschließen, mit dem der Baum aber nicht verwandt ist. *Melaleuca alternifolia* ist ein kleiner Baum aus New-South-Wales in Australien, der viel Ähnlichkeit mit der Zypresse hat. Er wird etwa 6 m hoch und gedeiht in sumpfigen Landstrichen, wird heute aber auch in Plantagen kultiviert. Er ist ein sehr vitaler Baum, der nach dem Herunterschneiden schnell wieder nachwächst; schon nach zwei Jahren kann er wieder geschnitten werden. Das Öl wird nur in Australien produziert.

Geschichte und Mythos: Die australischen Aborigines kennen die Vorzüge von Teebaum schon sehr lange. Als die Welt noch nichts von ihm wußte, heilten sie mit den Blättern schon infizierte Wunden. Teebaum wurde um 1927 in Europa eingeführt, und seine enorme antiseptische Wirkung wurde schnell bekannt. Die englischen Siedler in Australien folgten dem Beispiel der Aborigines und verwendeten die Blätter, wenn eine schnelle ärztliche Versorgung nicht möglich war.

Die Anwendung von Teebaum in der Aromatherapie ist relativ neuen Datums, aber aufgrund seiner immunstimulierenden Wirkung wurde er schnell sehr bekannt. In Australien, Amerika und Frankreich wurden die antiinfektiösen und fungiziden Eigenschaften intensiv erforscht, besonders im Hinblick auf die Behandlung der unterschiedlichsten Hautkrankheiten.

Im Zweiten Weltkrieg gehörte Teebaum in den Tropen zur Grundausstattung der Soldaten und fand auch in den Munitionsfabriken bei Hautverletzungen Verwendung. Das Öl wird häufig in der chirurgischen und zahnärztlichen Praxis sowie als Zusatz in Seifen, Deodorants und Raumsprays benutzt.

Chemische Bestandteile: Terpineol (Alkohol), Cineol (Keton), Cymen, Pinen, Terpinen (Terpene).

Eigenschaften: Anregend, antibiotisch, antiseptisch, antiviral, auswurffördernd, bakterizid, balsamisch, fungizid, herzstärkend, insektizid, juckreizlindernd, schweißtreibend, vernarbungsfördernd.

Bitte beachten: Kann auf empfindlichen Hautpartien Irritationen auslösen.

Geist und Seele: Erfrischend und belebend, besonders nach einem Schock.

Körper: Die wichtigste Anwendung des Öls ist die Unterstützung des Immunsystems bei der Abwehr von Infektionskrankheiten. Es aktiviert die weißen Blutkörperchen und trägt dazu bei, die Dauer einer Krankheit zu verkürzen. Ist ein stark antiseptisches Öl und hilft, den Körper von Toxinen zu befreien. Angezeigt bei Grippe, Herpesbläschen, Katarrh, Drüsenfieber und Zahnfleischentzündungen. Soll bei Aids das Immunsystem stärken. Eine solche Behandlung wird am besten in Kooperation mit qualifiziertem ärztlichen Personal vorgenommen.

Eine Massageserie mit Teebaumöl vor einer Operation kräftigt den Körper. Vermindert außerdem den postoperativen Schock. Ist aufgrund der stark antiviralen und keimtötenden Wirkung angezeigt bei wiederholten Infektionen und postinfektiöser Erschöpfung; kräftigt während der Rekonvaleszenz.

Die fungiziden Eigenschaften des Öls tragen zur Beseitigung von vaginalen Pilzinfektionen bei und es ist generell hilfreich bei Infektionen im Genitalbereich. Ist auch ein gutes Antiseptikum für die Harnwege, lindert z. B. Blasenentzündungen. Vermindert außerdem Juckreiz im Genitalbereich und am After sowie allgemeinen Juckreiz bei Windpocken und bei durch Insektenstiche verursachten Irritationen.

Soll bei Brustkrebs vor den negativen Auswirkungen einer Strahlentherapie schützen. Reduziert bei einer Anwendung vor der Behandlung die Narbenbildung, da der Schutzfilm verhindert, daß die Röntgenstrahlen zu tief eindringen. Unterstützt den Heilungsprozeß bei Mittelohrentzündung, die oft mit einer Erkrankung der Mandeln einhergeht. Kann auch Entzündungen im Darm lindern, z. B. Dünndarmentzündung, und zudem kann es auch Darmparasiten vertreiben.

Wirkung auf die Haut: Sehr reinigend – vermindert die Eiterbildung in infizierten Wunden sowie bei Furunkeln und Karbunkeln. Beseitigt Pickel und durch Windpocken und Gürtelrose entstandene Hautprobleme. Nützlich bei Verbrennungen, Geschwüren, Sonnenbrand, Tinea (einer Hautpilzinfektion), Warzen, Herpes und Fußpilz. Hilfreich bei trockener Kopfhaut und Schuppen.

Paßt gut zu: Eukalyptus, Gewürznelke, Ingwer, Lavendel, Mandarine, Orange, Rosmarin, Thymian, Zimt, Zitrone, Zypresse.

Terebinthe

Pflanze/Teil:	Baum/Harz
Botanischer Name:	Pinus sylvestris Pinus palustris Pinus maritima etc.
Familie:	Pinaceae
Note:	Herz
Planet:	Mars
Extraktion:	Destillation und Lösungsmittelextraktion

Duft: Frisch, ähnlich wie Kiefer, aber harziger.

Beschreibung: Das Harz vieler Kiefernarten, das Terpentin, liefert nach der Destillation dieses ätherische Öl. In Anbetracht der Nachfrage werden große Mengen produziert; das ätherische Öl wird hauptsächlich in Frankreich und in den USA hergestellt.

Geschichte und Mythos: Die griechischen Ärzte Hippokrates und Galen benutzten Terebinthe zum Einreiben infizierter Wunden. Im letzten Jahrhundert begann in den USA die Produktion in großem Stil, nicht zuletzt aufgrund des riesigen Baumbestandes in den Südstaaten. Das Öl wurde als Lösungsmittel für Farben und Lacke, als Beleuchtungsmittel und bei der Herstellung von Lampenruß verwendet. In der amerikanischen Schiffsindustrie diente das Harz auch zur Reparatur von Schiffen und Takelagen aus Holz.

Während des amerikanischen Bürgerkrieges war der Nachschub aus den Südstaaten unterbrochen, und der Norden wurde jetzt mit Lieferungen versorgt, die von den Kiefern der Sierra Nevada in Kalifornien stammten. Eine Zeitlang florierte diese Industrie, aber als die Verbindungen nach Süden wieder offen waren, nahm die Produktion rapide ab. Heute findet Terebinthe oft in Pharmazeutika Verwendung.

Chemische Bestandteile: Camphen, Caren, Dipenten, Myrcen, Phellandren, Terpinolen, Pinen (Terpene).

Eigenschaften: Antirheumatisch, antiseptisch, balsamisch, blutstillend, schmerzlindernd, harntreibend, hautrötend, insektizid, juckreizlindernd, krampflösend, parasitizid, vernarbungsfördernd, wurmtreibend.

Bitte beachten: Manche Experten raten von einer Verwendung dieses Öls bei Massagen ab, da es die Haut sensibilisieren kann. Epileptiker sollten es auf jeden Fall meiden.

Körper: Da das Öl hautrötend, d. h. durchblutungsfördernd sowie schmerzlindernd wirkt, dürften vor allem Muskeln und Skelett von ihm profitieren. Es kann bei Rheumaschmerzen, Gicht, Neuralgien, Ischias und Muskelschmerzen im allgemeinen helfen.

Löst Schleim, besonders bei Bronchitis, hilft auch bei Lungenblutungen und generellen Atemwegsbeschwerden.

Soll bei Keuchhusten und Halsschmerzen wirken. Ist ein wertvolles Antiseptikum für die Harnwege, lindert Blasen- und Harnröhrenentzündungen sowie Oligurie (stark verminderte Harnausscheidung). Soll außerdem Gallensteine auflösen. Hilfreich bei Ausfluß und Infektionen im Genitalbereich nach der Geburt.

Hat einen positiven Einfluß auf die Verdauung, wirkt bei chronischer Verstopfung, Blähungen und Dickdarmentzündungen. Soll auch Parasiten aus dem Darm entfernen.

Kann Blutungen stoppen, z. B. Nasenbluten, und Valnet zufolge auch solche, die auf Hämophilie beruhen.
Wirkung auf die Haut: Eine günstige Wirkung bei infizierten Wunden ist denkbar.
Paßt gut zu: Benzoe, Eukalyptus, Ingwer, Kampfer, Lavendel, Origano, Rosmarin, Thymian, Zypresse.

Thymian

Pflanze/Teil:	Kraut/Blüten und Blätter
Botanischer Name:	Thymus vulgaris
Familie:	Labiatae
Note:	Kopf bis Herz
Planet:	Venus
Extraktion:	Destillation

Duft: Eher süß und sehr krautig.

Beschreibung: Die vielen verschiedenen Thymianarten stammen vom Wilden Thymian *(Thymus serphillum)* ab, der in Südeuropa heimisch ist. Heute wird Thymian in Großbritannien, Amerika und Frankreich angebaut. Der etwa 20 cm hohe Stengel trägt kleine, elliptische, grünlich-graue Blätter und weiße oder violett-/rosafarbene Blüten. Weißes Thymianöl ist eine gereinigte Version von rotem Thymianöl.

Geschichte und Mythos: Thymian hat in der Arzneimittellehre der Antike eine lange Geschichte. Außerdem war er Zutat zu Parfüms, denn sein Name stammt von dem griechischen Wort *thymus,* das »mit Duft erfüllen, parfümieren« bedeutet. Der Sage nach ist er aus den vielen Tränen Helenas von Troja entstanden. Er hatte auch kultische Bedeutung und wurde als Räucherwerk auf den Altären der griechischen Gottheiten verbrannt. Die Ägypter verwendeten ihn zum Einbalsamieren, da er stark konservierend wirkt.

Den Römern kommt das Verdienst zu, die Pflanze im übrigen Europa bekannt gemacht zu haben. Zur Zeit des Rittertums gab man ihn den Turnierkämpfern, um ihnen Mut einzuflößen. Im

Spätmittelalter wurde er seiner antiseptischen Wirkung wegen sehr geschätzt. So brachten z. B. die Richter Thymianzweige mit in den Gerichtssaal, um sich vor Infektionen zu schützen. Er wurde auch als Heilmittel gegen so schwere Krankheiten wie Lähmungen, multiple Sklerose, Lepra und Muskelschwund verwendet.

Chemische Bestandteile: Borneol, Linalool (Alkohole), Carvacrol, Thymol (Phenole), Caryophyllen (Sesquiterpen), Cymen, Terpinen (Terpene).

Eigenschaften: Anregend, antimikrobisch, antirheumatisch, antiseptisch, aphrodisisch, appetitanregend, auswurffördernd, bakterizid, blähungstreibend, blutdruckerhöhend, Gift neutralisierend, harntreibend, herzstärkend, hustenlindernd, insektizid, kräftigend, krampflösend, menstruationsfördernd, vernarbungsfördernd, Verwesungsprozesse verzögernd, wurmtreibend.

Bitte beachten: Ein sehr starkes Öl und eines der stärksten Antiseptika. Bei längerer Anwendung ist Vorsicht geboten, da es dann toxisch wirken kann. Inhalationen sind Bädern oder Massagen vorzuziehen, da das Öl die Haut reizt – obwohl dieser Effekt auch bei den Schleimhäuten möglich ist. Sollte nicht bei hohem Blutdruck und nicht in der Schwangerschaft benutzt werden.

Geist und Seele: Stärkt die Nerven und aktiviert die Gehirnzellen, unterstützt so das Erinnerungs- und das Konzentrationsvermögen. Bessert gedrückte Stimmung und Erschöpfung und bekämpft Depressionen. Soll mentale Blockaden und Traumata auflösen.

Körper: Stärkt bei der Behandlung von Erkältungen, Husten und Halsschmerzen die Lunge, besonders bei Mandel-, Rachen- und Kehlkopfentzündung, Bronchitis, Keuchhusten und Asthma. Ist eher wärmend und unterstützt die Ausscheidung von Schleim.

Aktiviert die weißen Blutkörperchen, unterstützt so den Körper bei der Bekämpfung von Krankheiten und verhindert die Ausbreitung von Keimen, wirkt stimulierend auf das Immunsystem.

Gut für den Kreislauf, erhöht niedrigen Blutdruck. Kann bei Rheuma, Arthritis, Gicht und Ischias verwendet werden, da die anregende, harntreibende Wirkung die Ausscheidung von Harnsäure erleichtert. Die Anwendung als Kompresse kann bei Arthritis schmerzhafte Schwellungen zum Abklingen bringen. Stoppt außerdem Nasenbluten.

Regt die Verdauung an, hat eine antiseptische Wirkung auf den Darm und ist besonders gut bei Mageninfektionen; beseitigt Würmer und lindert Dyspepsie. Hilfreich bei träger Verdauung und Blähungen sowie bei Kopfschmerzen, die durch Magenbeschwerden verursacht werden. Ist als Antiseptikum für die Harnwege hilfreich bei Blasenentzündungen.

Lindert Menstruationsbeschwerden, z. B. schwache Blutungen, und Ausfluß. Soll auch bei der Entbindung helfen – beschleunigt den Geburtsvorgang und sorgt für ein schnelles Ausstoßen der Nachgeburt. Die reinigende Wirkung kann bei Fehlgeburten von Vorteil sein.

Wirkung auf die Haut: Kräftigt die Kopfhaut, möglicherweise wirksam bei Schuppen und Haarausfall. Oft hilfreich bei Wunden sowie bei Dermatitis, Furunkeln und Karbunkeln.

Paßt gut zu: Bergamotte, Kamille, Mandarine, Melisse, Niaouli, Rosmarin, Teebaum, Wacholder, Zeder, Zitrone.

Veilchen

Pflanze/Teil:	Blume/Blüte und Blätter
Botanischer Name:	Viola odorata
Familie:	Violaceae
Note:	Herz bis Basis
Planet:	Venus
Extraktion:	Enfleurage

Duft: Trocken, süß und leicht heuartig.

Beschreibung: Die vielen Veilchenarten wachsen überall auf der Welt; das ätherische Öl kommt meist aus Frankreich und Ägypten. Die Pflanze liebt feuchte Wälder und gedeiht am besten an einem schattigen Standort. Zwischen den herzförmigen, dunkelgrünen Blättern verstecken sich die zarten blauvioletten Blüten.

Geschichte und Mythos: Im antiken Griechenland war das Veilchen ein Symbol der Fruchtbarkeit und das Wahrzeichen Athens. Die Römer, die es zwischen Knoblauch und Zwiebeln pflanzten, verehrten es sehr. Die Kelten legten die Blüten in Ziegenmilch ein und verwendeten diese Mischung als Hautkosmetik. Die Angelsachsen dagegen hielten Veilchen für ein gutes Mittel gegen böse Geister.

Im 19. Jahrhundert legte man heiße Kompressen aus Veilchenblättern auf bösartige Tumoren, um die Schmerzen zu lindern. In späterer Zeit dann wurden kandierte Veilchen gegen Beschwerden im Brustkorb verwendet. Die Parfümindustrie griff hauptsächlich auf die Arten »Parma« und »Victoriana« zurück. »Parma« wurde aber wegen seines Duftes vorgezogen; »Victoriana«, die robustere Art, wurde um die Jahrhundertwende sehr geschätzt.

Chemische Bestandteile: Salicylsäure (Säure), Benzyl (Alkohol), Parmon (Keton), Eugenol (Phenol).

Eigenschaften: Abführend, antiseptisch, aphrodisisch, auswurffördernd, beruhigend, brechreizauslösend, brustkorbwirksam, harntreibend, hustenlindernd.

Geist und Seele: Die beruhigende Wirkung dieses ätherischen Öls hilft bei Schlaflosigkeit und vertreibt unangenehme Gefühle wie Wut und Angst. Soll freundschaftliche Verbindungen wiederherstellen.

Körper: Steht in Beziehung zu den Nieren und wirkt harntreibend, daher hilfreich bei Blasenentzündung und bei starken Schmerzen im unteren Rücken. Kann generell dazu beitragen, Stauungen im Körper zu beseitigen und wirkt leicht abführend. Löst außerdem Erbrechen aus. Kann auch Blockaden in der Leber lösen.

Hat eine wohltuende Wirkung auf die Atemwege, nützlich bei Reiz- und Keuchhusten, besonders wenn diese mit Atembeschwerden einhergehen.

Lindert Rachenentzündung, Heiserkeit und Rippenfellentzündung. Löst Schleim und vertreibt Katarrhe.

Hilft bei Blutandrang im Kopf, daher günstig bei Kopfschmerzen und Schwindel.

Soll ein starkes Aphrodisiakum sein, daher günstig bei sexuellen Problemen, es stellt die Libido wieder her. Kann auch bei Wechseljahrsbeschwerden, z. B. Reizbarkeit und Hitzewallungen, helfen.

Wirkt angeblich auch schmerzlindernd und kann Rheuma, Weichteilrheumatismus und Gicht lindern.

Wirkung auf die Haut: Ist ein starkes Antiseptikum, nützlich bei der Behandlung von Wunden, Prellungen, geröteter Gesichtshaut aufgrund einer Blutüberfülle, Schwellungen und Entzündungen. Soll rissige Brustwarzen heilen.
Paßt gut zu: Benzoe, Citronella, Grapefruit, Jasmin, Lavendel, Orange, Rose, Sandelholz, Verbene, Weihrauch, Zitrone.

Vetiver

Pflanze/Teil:	Gras/Wurzel
Botanischer Name:	Andropogon muricatus
Familie:	Gramineae
Note:	Basis
Planet:	–
Extraktion:	Destillation

Duft: Schwer, rauchig und erdig.

Beschreibung: Dieses wild wachsende Gras findet sich vor allem in tropischen Zonen, z. B. in Indien und auf Tahiti, Java und Haiti. Das in Nord- und Südamerika angebaute Gras wurde hauptsächlich in Duftsäckchen verkauft. Da das Öl schwer von Wasser zu trennen ist, ist die Ölausbeute im allgemeinen gering. Je älter die Wurzeln sind, desto besser ist das Öl, dessen Qualität ebenfalls mit dem Alter zunimmt.

Geschichte und Mythos: Das Öl ist aufgrund seiner beruhigenden Wirkung als »Öl der Gelassenheit« bekannt. In Kalkutta stellte man aus Vetiver-Gras, das früher auch als »Kus-Kus« bezeichnet wurde, Zeltbahnen, Markisen und Sonnenschirme her. Wenn man diese bei heißem Wetter mit Wasser besprengte, begannen sie köstlich zu duften. Das Wurzelpulver wurde in Säckchen verpackt als Motten- und Insektenschutz verwendet. Auf Java wurden mit der Wurzel jahrhundertelang Matten gewebt und die Hütten gedeckt, während die Haitianer das Gras nur zum Hüttendecken verwendeten.

Ein berühmtes europäisches Parfüm namens »Mousseline des Indes« enthielt Vetiver und außerdem Sandelholz, Benzoe,

Thymian und Rose. Es wird nach wie vor häufig als Fixativ in Parfüms verwendet. Vor dem Ersten Weltkrieg exportierte Java große Mengen der getrockneten Vetiver-Wurzel zum Destillieren nach Europa; aufgrund der überlasteten Schiffahrtslinien begann man auf Java jedoch, das als »Akar wangi« bezeichnete Pflanzenmaterial vor Ort zu destillieren.

Chemische Bestandteile: Benzoesäure (Säure), Vetiverol (Alkohol), Furfurol (Aldehyd), Vetivon (Keton), Vetiven (Sesquiterpen).

Eigenschaften: Antiseptisch, aphrodisisch, beruhigend, kräftigend, nervenstärkend.

Geist und Seele: Das zur Gelassenheit fördernde Öl ist ein bekanntes Allheilmittel gegen Streß und Anspannung. Kann auch Menschen helfen, die das Gefühl haben, aus dem Gleichgewicht zu sein, und daher wieder auf den Boden zurückkommen wollen.

Auch bei tiefer gehenderen seelischen Problemen kann das Öl helfen, besonders bei extremer Empfindsamkeit und Offenheit.

Körper: Die ausgleichende Wirkung auf das Zentralnervensystem führt dazu, daß man sich mehr in seiner Mitte befindlich fühlt. Es kann daher helfen, von Beruhigungsmitteln loszukommen. Soll die Aura – das ist das den Körper umgebende Energiefeld – reinigen und stärken, was die Abwehr von Krankheiten unterstützt.

Ist trotz seiner sedierenden Wirkung sehr hilfreich bei geistiger und körperlicher Erschöpfung. Revitalisiert den Körper, da es die roten Blutkörperchen aktiviert, die beim Transport von Sauerstoff in alle Teile des Körpers eine entscheidende Rolle spielen.

Verbessert die Durchblutung, lindert daher Muskelschmerzen und kann bei Rheuma und Arthritis nützlich sein.

Kräftigt das Fortpflanzungssystem und kann aufgrund seiner entspannenden Wirkung die sexuellen Problemen oft zugrundeliegende Anspannung abbauen.

Unterstützt generell Genesungsprozesse, nicht zuletzt dadurch, daß es für einen gesunden Schlaf sorgt, was zudem bei Schlaflosigkeit hilfreich ist.

Wirkung auf die Haut: Hat möglicherweise eine heilende Wirkung bei Akne.

Paßt gut zu: Benzoe, Galbanum, Grapefruit, Jasmin, Lavendel, Patchouli, Rose, Rosengeranie, Rosenholz, Sandelholz, Veilchen, Weihrauch, Ylang-Ylang.

Wacholder

Pflanze/Teil:	Busch/Beeren
Botanischer Name:	Juniperus communis
Familie:	Cupressaceae
Note:	Herz
Planet:	Sonne
Extraktion:	Destillation

Duft: Klar, erfrischend und leicht holzig.

Beschreibung: Der immergrüne Strauch wächst in Skandinavien wild und wird bis 11 m hoch. Im kommerziellen Anbau auf Plantagen läßt man ihn dagegen nicht höher als 1,80 m wachsen. Arktische Bedingungen schaden ihm nicht. Er ist aber in vielen Teilen der Welt heimisch. Er hat einen rötlichen Stamm, blattähnliche Nadeln, kleine gelbe Blüten und blau-schwarze Beeren. Das Öl stammt aus Ungarn, Frankreich, Italien, dem ehemaligen Jugoslawien und Kanada.

Geschichte und Mythos: Der Wacholder hat bei vielen ansteckenden Krankheiten, z. B. Cholera und Typhus, eine wichtige medizinische Rolle gespielt. In Tibet setzte man ihn zum Schutz vor der Pest ein, und Heilkundige in Griechenland, Rom und Arabien schätzten seine antiseptische Wirkung. In der Mongolei verabreichte man ihn Frauen beim Einsetzen der Wehen. Im 15. und 16. Jahrhundert priesen die Kräuterheilkundigen ihn nicht nur, weil er die Pest bekämpfte, sondern auch als Heilmittel bei Insektenstichen. Interessanterweise bedeutet das keltische Wort *juneprus* »sauer« bzw. »beißend«.

In französischen Krankenhäusern wurden lange Zeit Wacholder- und Rosmarinzweige verbrannt, um die Luft zu reinigen, und im ehemaligen Jugoslawien galt der Wacholder sogar als Allheilmittel. Früher nahm man an, er würde Diabetes heilen. Seine Fähigkeit, verbrauchte Energiereserven wieder aufzufüllen, wird bereits in der Bibel erwähnt, als der erschöpfte Elias unter einem Wacholderbaum einschläft (I Könige 19:4 und 5). Und natürlich ist er berühmt als Zutat zu Gin.

Chemische Bestandteile: Borneol, Terpineol (Alkohole), Cadinen, Cedren (Sesquiterpene), Camphen, Mercen, Pinen, Sabinen (Terpene).

Eigenschaften: Adstringierend, anregend, antirheumatisch, antiseptisch, aphrodisisch, blähungstreibend, blutreinigend, desinfizierend, entbindungsfördernd, entgiftend, harntreibend, hautrötend, insektizid, kräftigend, krampflösend, magenwirksam, menstruationsfördernd, nervenstärkend, schweißtreibend, vernarbungsfördernd, wundheilend.

Bitte beachten: Eine Anwendung über einen längeren Zeitraum hinweg kann die Nieren reizen. Sollte daher bei schweren Nierenkrankheiten oder sonstigen Entzündungen auf jeden Fall gemieden werden. Ebenso in der Schwangerschaft, da es die Menstruation fördert.

Geist und Seele: Stimuliert und stärkt die Nerven. Reinigt die Atmosphäre und sorgt dafür, daß in herausfordernden Situationen die Stimmung im Lot bleibt. Kann für Leute in helfenden Berufen ein Segen sein.

Körper: Ist ein sehr effizientes Antiseptikum für den Urogenitaltrakt, wirkt außerdem harntreibend und ist daher hilfreich bei Blasenentzündungen, Harnverhaltung und Nierensteinen. Erleichtert auch das Wasserlassen bei vergrößerter Prostata. Auch Zellulitis und Ödeme können günstig beeinflußt werden.

Ist bekannt für seinen entgiftenden Charakter, schwemmt daher Toxine aus, vor allem nach übermäßigem Alkoholgenuß und schwerem Essen. Entfernt Schleim aus dem Darm und kann bei Hämorrhoiden helfen. Ist generell wohltuend für das Verdauungssystem, reguliert den Appetit und kann so bei Fettleibigkeit eine Hilfe sein. Stärkt die Leber und unterstützt die Heilung bei Zirrhose.

Wirkt anregend, wenn man sich sehr müde und schläfrig fühlt, was unter anderem einer Verschlackung zu verdanken sein kann. Ein Fußbad mit Wacholder kann Stauungen zum Teil beseitigen. Aufgrund seines blutreinigenden Charakters, der die Ausscheidung von Giften unterstützt, ist er auch wertvoll, wenn krankheitsübertragende Insekten ihr Unwesen treiben.

Unterstützt die Ausscheidung von Harnsäure und kann daher bei Arthritis, Rheuma, Gicht und Ischias helfen. Wirkt generell kräftigend auf die Gliedmaßen und hilft bei Bewegungsschmerzen. Beeinflußt auch den Menstruationszyklus, reguliert die Regelblutung und lindert schmerzhafte Krämpfe. Hilfreich auch für die Entbindung.

Wirkung auf die Haut: Ist ein Tonikum für fettige, gerötete Haut und hilft bei Seborrhö im Bereich der Kopfhaut. Kann aufgrund seines reinigenden Charakters Akne, verstopfte Poren, Dermatitis, nässende Ekzeme, Schuppenflechte und Schwellungen lindern.

Paßt gut zu: Benzoe, Bergamotte, Grapefruit, Lemongrass, Limette, Melisse, Orange, Rosengeranie, Rosmarin, Sandelholz, Weihrauch, Zypresse.

Weihrauch

Pflanze/Teil:	Baum/Rinde
Botanischer Name:	Boswellia carteri/thurifera
Familie:	Burseraceae
Note:	Herz bis Basis
Planet:	Sonne
Extraktion:	Destillation

Duft: Betörend, holzig, würzig, mit einer Spur Zitrone.

Beschreibung: Der Baum ist vornehmlich in China, Äthiopien, im Iran und dem Libanon heimisch. Die Rinde wird eingeschnitten, so daß in gelben Tropfen bzw. »Tränen« das Harz austritt, aus dem das Öl destilliert wird.

Geschichte und Mythos: Das aus dem Französischen übernommene englische Wort für Weihrauch, nämlich *frankincense,* bedeutet »echtes Räucherwerk«; manchmal wird er auch als *Olibanum* bezeichnet, was vermutlich »Öl aus dem Libanon« bedeutet.

Auf ägyptischen Altären wurde er als Gabe an die Götter verbrannt und als Meditationshilfe benutzt – eine Tradition, die in einigen Religionen auch heute noch praktiziert wird. Auch Kranke wurden mit ihm beräuchert, um böse Geister zu vertreiben.

Die Ägypter vermischten ihn mit Zimt und setzten ihn als Medizin gegen schmerzende Glieder ein. Ebenso wie die Hebräer gaben sie ein Vermögen aus, um ihn von den Phöniziern zu importieren. Er besaß einen Wert fast wie Gold. Sie verwendeten ihn auch als Kosmetikum in verjüngenden Masken, und die

Chinesen schätzten ihn bei der Behandlung von Skrofulose – einer Tuberkulose der Lymphknoten – und Lepra.

Heute findet er auch als Fixativ in Parfüms Verwendung.

Chemische Bestandteile: Cadinen (Sesquiterpen), Camphen, Dipenten, Pinen, Phellandren (Terpene), Olibanol (Alkohol).

Eigenschaften: Adstringierend, antiseptisch, beruhigend, blähungstreibend, gebärmutterstärkend, harntreibend, kräftigend, verdauungsfördernd, vernarbungsfördernd, wundheilend, zellerneuernd.

Geist und Seele: Führt zu einer Verlangsamung der Atmung und dadurch zu einem Gefühl der Ruhe, erhebt und besänftigt den Geist. Die tröstende, aber doch leicht erfrischende Wirkung ist hilfreich bei vergangenheitsbezogenen Angst- und Zwangsvorstellungen.

Körper: Hat eine starke Wirkung auf die Schleimhäute und hilft im besonderen die Lunge frei zu machen. Sehr positiver Einfluß auch auf die Atmung, lindert Kurzatmigkeit, empfehlenswert für Asthmatiker. Ist ein gutes Mittel gegen Katarrhe aller Art, reguliert generell Sekretionen. Lindert Erkältungen sowie Husten, Bronchitis und Kehlkopfentzündung.

Soll positiv auf den Urogenitaltrakt wirken, mildert die Folgen von Blasen- und Nierenentzündungen sowie Infektionen im Genitalbereich.

Wirkt adstringierend, daher möglicherweise hilfreich bei Uterusblutungen und starken Regelblutungen; kräftigt die Gebärmutter generell. Die beruhigende Wirkung ist bei den Wehen wertvoll und kann eine postnatale Depression lindern. Auch Brustentzündungen sollen gut auf das Öl ansprechen. Beruhigt außerdem den Magen, erleichtert die Verdauung, behebt Dyspepsie und Aufstoßen.

Wirkung auf die Haut: Gibt alternder Haut neues Leben und soll Falten zum Verschwinden bringen. Der adstringierende Charakter kann bei fettiger Haut ausgleichend wirken. Hat sich bei Wunden, Aufschürfungen, Geschwüren, Karbunkeln und Entzündungen als heilsam erwiesen.
Paßt gut zu: Basilikum, Galbanum, Grapefruit, Kiefer, Lavendel, Melisse, Orange, Patchouli, Rosengeranie, Sandelholz, schwarzem Pfeffer.

Ylang-Ylang

Pflanze/Teil:	Baum/Blüten
Botanischer Name:	Canaga odorata
Familie:	Anonaceae
Note:	Herz bis Basis
Planet:	Venus
Extraktion:	Destillation

Duft: Süß, blumig, exotisch und schwer.

Beschreibung: Der kleine tropische Baum trägt je nach Unterart rosafarbene, lilafarbene oder gelbe Blüten, wobei das feinere Öl aus den gelben Blüten destilliert wird. Das beim ersten Destillationsprozeß erzeugte Öl besitzt die beste Qualität; nachfolgende Destillationsdurchgänge ergeben ein als *Cananga* bezeichnetes Öl, das ähnliche therapeutische Eigenschaften, aber einen weniger feinen Duft aufweist. Der halbwilde Baum mit dem brüchigen Holz ist auf den Südseeinseln heimisch, vor allem auf den Seychellen, Mauritius und Tahiti sowie auf den Philippinen – von dort soll auch das beste Öl kommen.

Geschichte und Mythos: Der Name stammt von der malaiischen Bezeichnung *Alang-Ylang*. Der Baum ist auch als »Blume der Blumen«, »Krone im Osten« und »Parfümbaum« bekannt. Auf den Südseeinseln massieren die Frauen ihre Kopfhaut mit Ylang-Ylang- und Kokosnußöl. Auch in Europa wurde es früher als Zutat zu Haarpflegeprodukten verwendet, damals hieß es Makasser-Öl.

In Indonesien gibt es den hübschen Brauch, in der Hochzeitsnacht die Blütenblätter auf dem Bett zu verstreuen – der aphrodisischen Wirkung wegen, für die der Duft berühmt ist. Bis etwa 1900 besaßen die Philippinen das Welthandelsmonopol auf das manchmal als »Arme-Leute-Jasmin« bezeichnete Öl – das allerdings in erstklassigen Parfüms sehr häufig verwendet wird.

Chemische Bestandteile: Benzoesäure (Säure), Farnesol, Geraniol, Linalool (Alkohole), Benzylacetat (Ester), Eugenol, Safrol (Ohenol), Cadinen (Sesquiterpen), Pinen (Terpen).

Eigenschaften: Antidepressiv, antiseptisch, aphrodisisch, beruhigend, blutdrucksenkend.

Bitte beachten: Übermäßiger Gebrauch kann Kopfschmerzen und Übelkeit verursachen. Kann auch empfindliche Haut reizen, sollte daher nicht bei entzündeter Haut und Dermatitis angewendet werden.

Geist und Seele: Wirkt ausgezeichnet bei Reizbarkeit, da es die Adrenalinproduktion reguliert und das Nervensystem entspannt und so zu einem Gefühl der Freude verhilft. Kann Wut, Besorgnis, Schock, Panik und Angst vermindern.

Körper: Ist aufgrund der ausgleichenden Wirkung auf die Hormone wertvoll bei Beschwerden, die mit dem Fortpflanzungssystem zusammenhängen. Kräftigt vor allem den Unterleib, hilfreich nach einem Kaiserschnitt, da es Wärme und ein Gefühl der Nähe vermittelt. Soll auch dafür sorgen, daß die Brüste fest bleiben.

Die antidepressive, aphrodisische Wirkung ist hilfreich bei sexuellen Problemen, z. B. Impotenz und Frigidität.

Besonders nützlich bei schneller Atmung (Hyperpnoe) und stark beschleunigter Herztätigkeit (Herzjagen, Tachykardie). Kann aufgrund seiner beruhigenden Wirkung dazu beitragen, hohen Blutdruck zu senken. Hat insgesamt einen entspannen-

den Einfluß auf das Nervensystem; längere Anwendung kann allerdingsg egenteilig wirken.
Der antiseptische Charakter ist bei Darminfektion von Nutzen.
Wirkung auf die Haut: Ist ein vielseitiges Öl, bringt die Talgproduktion ins Gleichgewicht und ist daher nützlich bei fettiger und trockener Haut. Hat auch eine kräftigende, anregende Wirkung auf die Kopfhaut, was das Haarwachstum fördert.
Paßt gut zu: Bergamotte, Citronella, Grapefruit, Jasmin, Lavendel, Melisse, Neroli, Orange, Patchouli, Rose, Rosenholz, Sandelholz, Verbene, Zitrone.

Ysop

Pflanze/Teil:	Kraut/Blätter und blühende Spitzen
Botanischer Name:	Hyssopus officinalis
Familie:	Labiatae
Note:	Herz
Planet:	Jupiter
Extraktion:	Destillation

Duft: Warm, süß und durchdringend.

Beschreibung: Die etwa 60 cm hohe Pflanze hat haarige, holzige Stengel, schmale grüne Blätter und violette/blaue Blüten. Das Öl kommt oft aus Deutschland, Frankreich und Italien.

Geschichte und Mythos: Das biblische Zitat »Entsündige mich mit Ysop, dann werde ich rein« (Psalmen, 51:9) spielt auf die allgemein reinigende Wirkung der Pflanze bei Seuchen, Lepra und Brustkorbbeschwerden an. Ysop galt lange als heilige Pflanze und er wurde auch zum Reinigen der Tempel verwendet. Der essiggetränkte Schwamm, der Jesus am Kreuz angeboten wurde, steckte auf einem Ysopzweig (Johannes 19:20). Die Bezeichnung »Ysop« stammt von dem hebräischen *Esoph* und dem griechischen *Azob*.

Wahrscheinlich um das 10. Jahrhundert herum wurde er von Benediktinermönchen, die ihn Spirituosen beimengten, in Europa eingeführt. Man streute im Mittelalter Ysop auch auf die Fußböden, um Läuse fernzuhalten. Mit den Blättern verband man Wunden, da sie so schneller heilten. Mit Ysop-Pulver beseitigte man Schwellungen und Pickel und setzte es auch zur Behandlung von Krebsgeschwülsten ein.

Chemische Bestandteile: Borneol, Linalool (Alkohole), Kampfer, Pinocamphon, Thujon (Keton), Cadinen (Sesquiterpen), Camphen, Pinen (Terpene).

Eigenschaften: Adstringierend, anregend, antirheumatisch, antiseptisch, auflösend, auswurffördernd, beruhigend, blähungstreibend, blutdruckerhöhend, brustkorbwirksam, erweichend, fiebersenkend, gehirnwirksam, harntreibend, herzstärkend, hustenlindernd, kräftigend, krampflösend, magenwirksam, menstruationsfördernd, nervenstärkend, schweißtreibend, verdauungsfördernd, vernarbungsfördernd, vorbeugend, wundheilend, wurmtreibend.

Bitte beachten: Ein sehr starkes Öl, daher sollte nur niedrig dosiert werden. Manche Aromatherapeuten verzichten sogar ganz darauf. Wer an Epilepsie oder hohem Blutdruck leidet, sollte es auf jeden Fall meiden. Auch nicht in der Schwangerschaft anwenden.

Geist und Seele: Hat eine starke Wirkung auf den Verstand – macht wach und klarsichtig. Sorgt dafür, daß man seelische Schmerzen losläßt, weil tieferliegende Empfindungen ins Zentrum rücken. Soll aufgrund seiner reinigenden Wirkung auf die Milz Kummer beseitigen.

Körper: Der regulierende Einfluß auf den Kreislauf erhöht niedrigen Blutdruck. Kräftigt einen geschwächten Körper und ist aufgrund seiner anregenden Wirkung nützlich in der Rekonvaleszenz.

Sehr wirksam bei Atembeschwerden und viralen Infektionen, z. B. Erkältungen, Husten, Halsschmerzen, Grippe, Bronchitis und Asthma. Macht die Lunge frei und lindert Engegefühle im Brustkorb. Verflüssigt Schleim und lindert Bronchialkrämpfe. Stärkt die Verdauung und wirkt mild abführend, lindert Magen-

krämpfe, beseitigt Blähungen und angeblich auch Würmer. Stellt den Appetit wieder her und unterstützt die Fettverdauung. Günstig für den Menstruationszyklus, besonders bei Wasserverhaltung während der Monatsblutung, auch wirksam bei Ausbleiben der Blutung und Weißfluß.
Kann Rheuma, Arthritis und Gicht lindern helfen.
Wirkung auf die Haut: Wirkt heilend, da es Vernarbungsprozesse fördert und bei Prellungen das unter der Haut ausgetretene Blut verteilt. Auch Dermatitis und Ekzeme können gut auf dieses Öl ansprechen.
Paßt gut zu: Angelika, Fenchel, Lavendel, Melisse, Orange, Rosmarin, Sellerie, Tangerine.

Zeder

Pflanze/Teil:	Baum/Holz
Botanischer Name:	Juniperus virginiana (rot) Cedrus atlantica (weiß)
Familie:	Cupressaceae/Pinaceae
Note:	Basis
Planet:	Sonne
Extraktion:	Destillation

Duft: Holzig, erinnert an Sandelholz, aber etwas trockener.

Beschreibung: *Juniperus virginiana,* eine große rote Zeder, stammt aus Nordamerika, eine andere Art, *Cedrus atlantica,* aus Marokko. Aus beiden wird ein Öl gewonnen. Beide Öle sollen sich in ihren Eigenschaften ähnlich sein.

Geschichte und Mythos: Das aus dem Semitischen stammende Wort »Zeder« bedeutet »Stärke der spirituellen Kraft«, und der Baum gilt als Symbol für beständigen Glauben. Zedernholz ist einer der ältesten Duftstoffe und wurde als Räucherwerk in den Tempeln verbrannt. Die Ägypter verwendeten das Öl im besonderen zum Einbalsamieren und Mumifizieren ihrer Toten. Aus dem Holz wurden oft auch Sarkophage und die hohen Masten der ägyptischen Schiffe hergestellt. Früher wurden aus ihm große Gebäude errichtet. Heute verwendet man es vor allem für die Herstellung kleiner Gegenstände, z. B. Kistchen, Stifte usw. Die in der Antike bekannteste Art *(Cedrus libani),* die mit *Cedrus atlantica* verwandt ist, ist heute aufgrund des Raubbaus nur noch selten anzutreffen.

Mit dem Öl behandelte man im Orient auch Gonorrhö, aber nur

wenn Sandelholz nicht verfügbar war. In Nordamerika wurde es bei Bronchitis, Tuberkulose und Hautkrankheiten eingesetzt. »Mithvidat«, ein uraltes Mittel gegen Gift, enthielt unter anderem Zeder. Heute ist Zedernholz ein beliebtes Fixativ in Parfüms.

Chemische Bestandteile: Cedrol (Alkohol), Cadinen, Cedren, Cedrenol (Sesquiterpene).

Eigenschaften: Adstringierend, antiseptisch, auswurffördernd, beruhigend, erweichend, fungizid, harntreibend, insektizid, kräftigend.

Bitte beachten: Kann in hoher Konzentration die Haut reizen. Wird in der Schwangerschaft am besten gemieden.

Geist und Seele: Die beruhigende, beschwichtigende Wirkung bessert nervöse Anspannung und Angst und ist eine wertvolle Hilfe beim Meditieren.

Körper: Ist eher bei langfristigen als bei akuten Beschwerden angezeigt. Kräftigt das Drüsen- und das Nervensystem, was den Körper wieder ins Gleichgewicht bringt und die Homöostase reguliert.

Hilft aufgrund seiner auswurffördernden Eigenschaften jedoch vor allem im Bereich der Atemwege und lindert Krankheiten wie Bronchitis, Husten und Katarrhe. Der austrocknende Effekt dämmt übermäßige Schleimproduktion ein.

Ist auch hilfreich für die Harnwege, lindert Leiden wie z. B. Blasenentzündungen, vor allem bei brennenden Schmerzen. Kräftigt die Nieren.

Kann chronische Rheuma- und Arthritisschmerzen bessern helfen.

Wirkung auf die Haut: Vom adstringierenden, antiseptischen Charakter des Öls profitiert vor allem fettige Haut; eine positive

Wirkung auf Akne ist denkbar. Unterstützt das Abheilen von Wundschorf und die Beseitigung von Eiter und von chronischen Krankheiten wie Dermatitis und Schuppenflechte. Ist ein gutes Haarwasser, bekämpft Seborrhö im Bereich der Kopfhaut, aber auch Schuppen und Haarausfall. Die weichmachende Wirkung auf die Haut wird durch eine Mischung mit Zypresse und Weihrauch noch verstärkt.

Paßt gut zu: Benzoe, Bergamotte, Jasmin, Lavendel, Lindenblüte, Neroli, Rose, Rosmarin, Wacholder, Weihrauch, Zimt, Zitrone, Zypresse.

Zimt

Pflanze/Teil:	Baum/Knospe, Rinde und Blatt
Botanischer Name:	Cinnamomum zeylanicum
Familie:	Lauraceae
Note:	Basis
Planet:	Merkur oder Sonne
Extraktion:	Destillation

Duft: Würzig, scharf, süß und moschusartig.

Beschreibung: Dieser exotische rostfarbene Baum, der das ganze Jahr über Blüten trägt, ist in Indonesien beheimatet. Er findet sich aber auch in Ostindien, auf Java und Madagaskar. Im 18. Jahrhundert wurde er von den Holländern aber auch auf Sri Lanka angebaut. Aus der hellbraunen und aufgerollten Rinde werden Zimtstangen hergestellt. Der von Natur aus etwa 9 m hohe Baum wird aus kommerziellen Gründen auf ca. 1,80 m gestutzt.

Geschichte und Mythos: Zimt ist ein sehr altes Gewürz und galt früher als kostbare Substanz, die besonders als Räucherwerk in Tempeln Verwendung fand. Der sagenumwobene Vogel Phoenix sammelte Zimt, Myrrhe und Indische Narde für das magische Feuer, aus dem er wiedergeboren wurde. Die Ägypter betrachteten Zimt als gutes Öl für die Füße und als ausgezeichnetes Heilmittel bei zuviel Galle. Vor rund 4000 Jahren war er zwischen Indien, China und Ägypten ein wichtiges Handelsgut. Die Chinesen verwendeten Zimt gegen Blähungen und zur Normalisierung der Temperatur in der Leber. Die Griechen schätzten seine magenstärkenden, antiseptischen Eigenschaften, und die Römer mischten ihn einem berühmten Parfüm namens *Susinum* bei. Ab dem 9. Jahrhundert war er in Europa eine Zutat zu Glühwein und Liebestränken, und man gab ihn Müttern während der Entbindung, damit sie ruhiger wurden. Als England sich Ende des 18. Jahrhunderts Sri Lanka aneignete, wurde die Zimtindustrie ein Monopol der bedeutenden Ostindiengesellschaft.

Chemische Bestandteile: Linalool (Alkohol), Benzaldehyd, Zimtsäure, Furfurol (Aldehyde), Eugenol, Safrol (Phenole), Cymen, Dipenten, Phellandren, Pinen (Terpene).

Eigenschaften: Adstringierend, anregend, antiseptisch, aphrodisisch, blähungstreibend, blutstillend, herzstärkend, insektizid, krampflösend, magenwirksam, menstruationsfördernd, parasitizid, schmerzbetäubend, Speichelfluß fördernd, Verwesungsprozesse verzögernd, warzenbeseitigend, wurmtreibend, Zahnschmerzen lindernd.

Bitte beachten: Das aus den Blättern hergestellte Öl wird oft dem aus Rinde oder Knospe gewonnenen Öl vorgezogen, da die beiden zuletzt genannten Öle zu extremen Hautreaktionen führen können; sie haben einen hohen Zimtaldehyd-Gehalt, der oft eine Hautsensibilisierung bewirkt. Aber auch Zimtblattöl ist sehr stark und sollte umsichtig benutzt werden. In der Schwangerschaft meidet man es am besten, da es sogar eine Fehlgeburt auslösen kann. Bei hoher Dosierung sind auch Krämpfe möglich.

Geist und Seele: Hervorragend bei Erschöpfung, Schwäche und Depression.

Körper: Ist ein sehr stark antiseptisches Öl, hat eine kräftigende Wirkung auf die Atemwege und lindert Erkältungen; wirkt aber auch sehr wärmend, da es die Körpertemperatur leicht anhebt, was bei Grippe angezeigt ist. Stellt ganz allgemein die Wärme im Körper wieder her. Lindert zudem Atembeschwerden. Nach einer Ohnmacht hilft es, schneller wieder zur Besinnung zu kommen. Erhöht die Widerstandsfähigkeit gegen Virusinfektionen und ansteckende Krankheiten.

Scheint die Körperflüssigkeiten in Gang zu bringen, denn es regt die Produktion von Tränen, Speichel und Schleim an.

Hilft bei Darminfektionen, Krämpfen im Verdauungstrakt, Asthenie (Verlust der Spannkraft), Dyspepsie, Dickdarmentzündung, Blähungen, Magenschmerzen, Durchfall, Übelkeit und Erbrechen. Regt die Sekretion von Magensäften an und wurde in der Vergangenheit auch bei so schweren Krankheiten wie Cholera und Typhus eingesetzt.

Besitzt eine stark anregende Wirkung auf das Drüsensystem, daher angezeigt zur Linderung von Menstruationsschmerzen und zur Regulierung spärlicher Regelblutungen und Weißfluß. Die aphrodisischen Eigenschaften sollen bei Impotenz helfen.

Kräftigt den ganzen Körper, vor allem den Kreislauf. Kann auch Muskelkrämpfe und rheumatisch bedingte Gelenkschmerzen lindern.

Soll bei Insektenstichen den Stachel heraustreiben.

Wirkung auf die Haut: Wirkt leicht adstringierend und festigt daher schlaffes Gewebe; soll Warzen beseitigen.

Paßt gut zu: Benzoe, Galbanum, Gewürznelke, Grapefruit, Ingwer, Kardamom, Kiefer, Koriander, Lavendel, Orange, Rosmarin, Thymian.

Zitrone

Pflanze/Teil:	Baum/Obst und Schale
Botanischer Name:	Citrus limonum
Familie:	Rutaceae
Note:	Kopf
Planet:	Sonne
Extraktion:	Auspressen/Destillation

Duft: Ein Zitrusduft – frisch und scharf.

Beschreibung: Der kleine, dornenbewehrte immergrüne Baum ist in Indien beheimatet, wächst aber auch in Südeuropa, Florida und Kalifornien. An den unregelmäßig angeordneten Ästen sitzen glänzende, ovale Blätter und weiß-rosafarbene, intensiv duftende Blüten. Es gibt mehrere Zitronenarten, die sich nach Schalenstärke und Saftgehalt unterscheiden; das meiste ätherische Öl ist in den grünen, unreifen Früchten enthalten. Manuelles Auspressen ergibt ein qualitativ besseres Öl als modernere Destillationsverfahren.

Geschichte und Mythos: Die Zitrone wird seit langem als Antiseptikum gegen die Stiche krankheitsübertragender Insekten geschätzt – früher galt sie als nützliches Mittel gegen Malaria. Auch ihre blutdrucksenkende Wirkung bei Arteriosklerose war bekannt. Die Ägypter hielten sie für ein Gegenmittel bei Fleisch- und Fischvergiftungen und Typhus.

Limonum ist von dem arabischen *laimun* und dem persischen *limun* abgeleitet. Während der »heiligen« Kriege im Mittelalter brachten die Kreuzfahrer reiche Schätze nach Europa zurück, zu denen auch die bescheidene Zitrone gehörte. Italien wurde ein wichtiges Anbauland, dem sich später Kalifornien zugesellte. Die frische Frucht wird seit langem wegen ihres Vitamin-C-Gehalts geschätzt, der früher als Tonikum für die endokrinen Drüsen galt. Außerdem wird sie als Aromastoff in Nahrungsmitteln und Parfüms verwendet.

Chemische Bestandteile: Linalool (Alkohol), Citral, Citronellal (Aldehyde), Cadinen (Sesquiterpen), Bisabolen, Camphen, Dipenten, Limonen, Pinen, Phellandren (Terpene).

Eigenschaften: Abführend, adstringierend, antiseptisch, bakterizid, blähungstreibend, blutdrucksenkend, blutreinigend, blutstillend, Blutzuckerspiegel senkend, erweichend, fiebersenkend, Gewebeverhärtung verhindernd, harntreibend, insektizid, Juckreiz lindernd, kräftigend, leberstärkend, Magensäure neutralisierend, magenwirksam, Nervenschmerzen lindernd, Skorbut bekämpfend, vernarbungsfördernd, warzenbekämpfend, wurmtreibend.

Bitte beachten: Kann empfindliche Haut reizen.

Geist und Seele: Erfrischend und kühlend, wenn man erhitzt und verärgert ist und sorgt dafür, daß man wieder klar denken kann.

Körper: Ist ein ausgezeichnetes Tonikum für den Kreislauf, macht das Blut flüssiger und unterstützt die Durchblutung. Es kann daher bei Kopfschmerzen den Druck lindern. Ist außerdem ein gutes Herztonikum und wirkt blutdrucksenkend. Es ist hilfreich bei Anämie, da es die roten Blutkörperchen aktiviert. Es stimuliert gleichzeitig aber auch die weißen Blutkörperchen, was wiederum das Immunsystem stärkt und dem Körper beim Kampf gegen Infektionskrankheiten hilft.

Soll bei Nasenbluten helfen und generell äußerliche Blutungen stillen.

Der antiseptische Charakter ist günstig bei Halsschmerzen, Husten, Erkältungen und Grippe, besonders wenn diese mit Fieber einhergehen, da es erhöhte Körpertemperatur senkt. Lindert angeblich schmerzhafte Lippenbläschen und Herpes.
Verbessert die Funktionsweise des Verdauungssystems, neutralisiert Säure im Körper und macht den Magen alkalischer. Unterstützt die Sekretion der Bauchspeicheldrüse und ist auch schon zur Behandlung von Diabetes eingesetzt worden. Beseitigt Blockaden in Nieren und Leber und reinigt den Körper allgemein. Kann bei Verstopfung und Zellulitis hilfreich sein und Kopfschmerzen und Migräne sowie neuralgische Schmerzen, Rheuma und Arthritis lindern.
Wirkt reizlindernd bei Insektenstichen.
Wirkung auf die Haut: Hellt matte, stumpfe Haut auf, da es abgestorbene Hautschüppchen entfernt. Macht geplatzte Äderchen unsichtbar und hat bei fettiger Haut und fettigem Haar eine stark reinigende Wirkung. Ist ein volkstümliches Mittel zur Entfernung von Hühneraugen und Warzen. Macht auch Narbengewebe weich und sorgt dafür, daß die Nägel nicht brüchig werden.
Paßt gut zu: Benzoe, Eukalyptus, Fenchel, Ingwer, Kamille, Kardamom, Lavendel, Lindenblüte, Neroli, Rose, Sandelholz, Wacholder, Weihrauch, Ylang-Ylang.

Zypresse

Pflanze/Teil:	Baum/Blätter und Zapfen
Botanischer Name:	Cupressus sempervirens
Familie:	Cupressaceae
Note:	Herz bis Basis
Planet:	Saturn
Extraktion:	Destillation

Duft: Holzig und leicht würzig, aber auch klar und erfrischend.
Beschreibung: Der große, konisch geformte Baum ist im Mittelmeerraum heimisch. Auf den griechischen Inseln ist er in Gärten und auf Friedhöfen ein vertrauter Anblick. Der immergrüne Baum besitzt ein hartes, langlebiges rötlich-gelbes Holz und braun-graue Zapfen. Wenn er einmal geschnitten wurde, wächst er nicht wieder nach; Blätter und Zweige andererseits sterben langsamer ab als bei anderen Arten. Das Öl kommt oft aus Frankreich und Deutschland.
Geschichte und Mythos: Die Zypresse übertrug ihren Namen auf die Insel, auf der sie verehrt wurde. Es heißt, Apollo habe einen jungen Mann namens Cuparissos in einen Zypressenbaum verwandelt. Einer anderen Legende zufolge wurde das Kreuz Christi aus Zypressenholz gefertigt, – Griechen und Römer pflanzten ihn an ihre Bestattungsplätze, und Pluto, der Gott der Unterwelt, lebte in einem Palast, neben dem Zypressen wuchsen.
Daneben fand die Zypresse aber auch praktische Verwendung. Phönizier und Kreter bauten Häuser und Schiffe aus dem Holz. Die Ägypter benutzten es zur Herstellung von Sarkophagen und

für verschiedene medizinische Zwecke. Die Griechen schnitzten die Statuen ihrer Gottheiten aus ihm, da es ein sehr haltbares Holz ist. Aus diesem Grund erhielt der Baum auch das Beiwort *sempervirens* – »lebt immer«. Früher war das Holz Bestandteil von Heilmitteln gegen Keuchhusten bei Kindern. Heute findet es oft in der Parfümerie Verwendung, besonders in Männerparfüms.

Chemische Bestandteile: Sabinol (Alkohol), Furfurol (Aldehyd), Terpenylacetat (Ester), Camphen, Cymen, Pinen, Sylvestren (Terpene).

Eigenschaften: Adstringierend, antirheumatisch, antiseptisch, beruhigend, blutstillend (auch bei äußerlichen Blutungen), desodorierend, fiebersenkend, gefäßverengend, genesungsfördernd, harntreibend, insektizid, kräftigend, krampflösend, leberstärkend, Schwitzen stoppend, vernarbungsfördernd.

Bitte beachten: Reguliert den Menstruationszyklus, daher nicht in der Schwangerschaft verwenden. Die positive Wirkung bei Krampfadern ist wohlbekannt, aber wenden Sie das Öl umsichtig an – Massagen könnten ungünstig sein.

Geist und Seele: Von der beruhigenden Wirkung profitieren vor allem geschwätzige und reizbare Menschen. Vermindert auch Wut – das Öl macht den Geist frei und beseitigt seelische Blockaden.

Körper: Ist in erster Linie angezeigt, wenn zuviel von etwas vorhanden ist, vor allem Flüssigkeiten – daher nützlich bei Hämorrhagien, Ödemen, starken Blutungen, Nasenbluten, starker Menstruation, starker Schweißbildung, vor allem an den Füßen, sowie Inkontinenz. Soll auch bei Zellulitis helfen.

Die gefäßverengende Wirkung ist hilfreich bei Krampfadern und Hämorrhoiden. Regt den Kreislauf an und ist nützlich bei zuviel Hitze. Der kräftigende Einfluß auf die Leber trägt dazu bei, eine normale Blutzusammensetzung zu gewährleisten. Ist generell hilfreich für das Fortpflanzungssystem, besonders bei Menstruationsproblemen, z. B. prämenstrueller Spannung, und den unangenehmen Nebenwirkungen der Wechseljahre, etwa Hitzewallungen, Hormonschwankungen und Reizbarkeit. Kann eine Dysfunktion der Eierstöcke regulieren und hat eine günstige Wirkung bei schmerzhaften und schweren Regelblutungen. Der krampflösende Charakter hilft grippebedingten Husten lindern, ebenso bei Bronchitis, Keuchhusten und Asthma. Lindert Muskelkrämpfe und Rheuma.

Wirkung auf die Haut: Hat eine ausgleichende Wirkung auf den Flüssigkeitshaushalt im Körper, steuert übermäßigen Wasserverlust und kann daher bei reifer Haut nützlich sein. Schwitzige und fettige Haut profitiert ebenfalls von diesem Effekt; aufgrund der vernarbungsfördernden Eigenschaften sollen Wunden schnell heilen.

Paßt gut zu: Benzoe, Bergamotte, Kiefer, Lavendel, Lindenblüte, Muskatellersalbei, Orange, Rosmarin, Sandelholz, Wacholder, Zitrone.

Glossar

Abführend (unterstützt die Ausscheidung): Anissamen, Estragon, Fenchel, Guajakholz, Ingwer, Kampfer, Majoran, Muskat, Origano, Petersilie, Rose, schwarzer Pfeffer, Veilchen, Zitrone.

Adstringierend (zieht das Gewebe zusammen, festigt und verbindet es): Benzoe, Birke, Guajakholz, Immortelle, Kümmel, Limette, Lorbeer, Myrrhe, Myrte, Patchouli, Pfefferminze, Rose, Rosengeranie, Rosmarin, Salbei, Sandelholz, Schafgarbe, Wacholder, Weihrauch, Ysop, Zeder, Zitrone, Zypresse.

Anaphrodisisch (vermindert das sexuelle Verlangen): Majoran.

Anregend (erhöht den Adrenalinausstoß und die Energie): Angelika, Anissamen, Basilikum, Citronella, Estragon, Eukalyptus, Fenchel, Gewürznelke, Ingwer, Kajeput, Kampfer, Kardamom, Kiefer, Koriander, Kreuzkümmel, Kümmel, Lemongrass, Lorbeer, Muskat, Niaouli, Origano, Pfefferminze, Rosmarin, schwarzer Pfeffer, Spearmint, Sternanis, Thymian, Ysop, Zimt.

Antiallergisch (vermindert die Symptome einer Allergie): Kamille, Melisse.

Antibiotisch (bekämpft Infektionen im Körper): Knoblauch, Teebaum.

Antidepressiv (stimmungsaufhellend, wirkt Melancholie entgegen): Basilikum, Bergamotte, Citronella, Grapefruit, Jasmin, Lavendel, Lemongrass, Litsea cubeba, Melisse, Muskatellersalbei, Neroli, Orange, Patchouli, Petitgrain, Piment, Rose, Rosengeranie, Rosenholz, Rosmarin, Ylang-Ylang.

Antimikrobisch (reduziert Mikroben): Myrrhe, Tagetes, Thymian.

Antirheumatisch (lindert Rheuma): Estragon, Eukalyptus, Guajakholz, Kajeput, Kamille, Kiefer, Knoblauch, Lavendel, Niaouli, Origano, Rosmarin, Salbei, Sellerie, Terebinthe, Thymian, Wacholder, Ysop, Zitrone, Zypresse.

Antiseptisch (trägt dazu bei, eine Degeneration des Gewebes zu verhindern, und hält Infektionen in Schach): Basilikum, Bergamotte, Birke, Eukalyptus, Fenchel, Gewürznelke, Ingwer, Jasmin, Kajeput, Kamille, Kampfer, Kiefer, Knoblauch, Lavendel, Lemongrass, Limette, Majoran, Muskat, Muskatellersalbei, Myrrhe, Myrte, Neroli, Niaouli, Origano, Palmarosa, Petersilie, Pfefferminze, Rose, Rosengeranie, Rosenholz, Rosmarin, Salbei, Sandelholz, Schafgarbe, schwarzer Pfeffer, Tagetes, Terebinthe, Teebaum, Thymian, Verbene, Vetiver, Wacholder, Weihrauch, Ysop, Zeder, Zimt, Zitrone, Zypresse.

Antiviral (hemmt die Vermehrung von Viren): Elemi, Eukalyptus, Immortelle, Knoblauch, Lavendel, Limette, Palmarosa, Speiklavendel, Teebaum.

Aphrodisisch (regt das sexuelle Verlangen an): Angelika, Anissamen, Basilikum, Gewürznelke, Guajakholz, Ingwer, Jasmin, Kardamom, Kreuzkümmel, Muskatellersalbei, Muskat, Neroli, Patchouli, Petersilie, Piment, Rose, Rosenholz, Sandelholz, schwarzer Pfeffer, Sellerie, Thymian, Veilchen, Verbene, Vetiver, Wacholder, Ylang-Ylang, Zimt.

Appetitanregend: Estragon, Fenchel, Ingwer, Kardamom, Kümmel, Lorbeer, Muskat, Origano, Salbei, Thymian.

Auswurffördernd (entfernt überschüssigen Schleim aus den Bronchien): Angelika, Balsamtanne, Basilikum, Benzoe, Bergamotte, Elemi, Fenchel, Galbanum, Ingwer, Kajeput, Kiefer, Knoblauch, Majoran, Myrrhe, Myrte, Origano, Petersilie, Pfefferminze, Sandelholz, Schafgarbe, Teebaum, Thymian, Veilchen, Ysop, Zeder.

Bakterizid (bekämpft Bakterien): Basilikum, Elemi, Eukalyptus, Immortelle, Knoblauch, Kreuzkümmel, Lavendel, Lemongrass, Limette, Myrrhe, Myrte, Neroli, Niaouli, Palmarosa, Rose, Rosenholz, Teebaum, Zitrone.

Balsamisch (heilend, lindernd und schleimlösend): Elemi, Eukalyptus, Guajakholz, Kajeput, Kiefer, Muskatellersalbei, Myrrhe, Niaouli, Teebaum, Terebinthe.

Beruhigend: Benzoe, Bergamotte, Jasmin, Kamille, Lavendel, Lindenblüte, Majoran, Mandarine, Melisse, Muskatellersalbei, Neroli, Petitgrain, Rose, Salbei, Sandelholz, Sellerie, Verbene, Vetiver, Weihrauch, Ylang-Ylang, Zeder, Zypresse.

Blähungstreibend (vertreibt Luft aus dem Darm): Angelika, Anissamen, Basilikum, Bergamotte, Dill, Estragon, Fenchel, Galbanum, Gewürznelke, Ingwer, Kamille, Kardamom, Karottensamen, Koriander, Kreuzkümmel, Kümmel, Lemongrass, Majoran, Melisse, Muskat, Myrte, Orange, Origano, Petersilie, Pfefferminze, Piment, Rosmarin, schwarzer Pfeffer, Sellerie, Spearmint, Sternanis, Thymian, Wacholder, Ysop, Zimt, Zitrone.

Blutdruckerhöhend: Kampfer, Rosmarin, Salbei, Thymian, Ysop.

Blutdrucksenkend: Knoblauch, Lavendel, Lindenblüte, Majoran, Melisse, Muskatellersalbei, Sellerie, Tagetes, Ylang-Ylang, Zitrone.

Blutgerinnung verhindernd: Rosengeranie.

Blutreinigend: Birke, Eukalyptus, Karottensamen, Koriander, Kreuzkümmel, Kümmel, Petersilie, Rose, Salbei, Wacholder, Zitrone.

Blutstillend: Limette, Rose, Rosengeranie, Terebinthe, Zimt, Zitrone, Zypresse.

Blutstillend (äußerliche Blutungen): Zitrone, Zypresse.

Blutzuckerspiegel senkend: Eukalyptus, Knoblauch, Rosengeranie.

Brechreiz auslösend: Rose, Veilchen.

Brechreiz lindernd: Anissamen, Fenchel, Gewürznelke, Ingwer, Kamille, Muskat, schwarzer Pfeffer, Sternanis, Zimt.

Brennend: Gewürznelke.

Brustkorbwirksam (hilfreich bei Infektionen im Brustkorb): Balsamtanne, Kajeput, Veilchen, Ysop.

Desinfizierend (vernichtet Keime): Birke, Dill, Gewürznelke, Kiefer, Kümmel, Limette, Myrrhe, Wacholder.

Desodorierend: Benzoe, Bergamotte, Citronella, Eukalyptus, Kiefer, Koriander, Lavendel, Lemongrass, Muskatellersalbei, Myrrhe, Neroli, Patchouli, Petitgrain, Rosengeranie, Rosenholz, Zypresse.

Entbindungsfördernd: Anissamen, Dill, Gewürznelke, Jasmin, Lavendel, Lorbeer, Muskatellersalbei, Muskat, Petersilie, Rose, Spearmint, Wacholder.

Entgiftend (neutralisiert toxische Substanzen): Fenchel, Lavendel, schwarzer Pfeffer, Wacholder, Weihrauch.

Entzündungshemmend: Eukalyptus, Fenchel, Guajakholz, Immortelle, Kamille, Kiefer, Lavendel, Muskatellersalbei, Myrrhe, Patchouli, Pfefferminze, Rose, Sandelholz, Santolina, Schafgarbe, Sellerie, Tagetes.

Erweichend (lindert und macht die Haut weich): Immortelle, Jasmin, Kamille, Lavendel, Lindenblüte, Mandarine, Rose, Rosengeranie, Sandelholz, Tagetes, Tangerine, Verbene, Zeder.

Fiebersenkend: Basilikum, Bergamotte, Eukalyptus, Ingwer, Kamille, Kampfer, Kajeput, Knoblauch, Lorbeer, Melisse, Niaouli, Orange, Palmarosa, Patchouli, Pfefferminze, Verbene, Ysop, Zitrone, Zypresse.

Fungizid (vernichtet Pilze): Elemi, Immortelle, Knoblauch, Lavendel, Lemongrass, Myrrhe, Patchouli, Tagetes, Teebaum, Zeder.

Galletreibend (regt die Galleproduktion an): Immortelle, Lorbeer, Kamille, Knoblauch, Lavendel, Pfefferminze, Rose, Rosmarin, Schafgarbe.

Gebärmutterstärkend: Gewürznelke, Jasmin, Melisse, Muskatellersalbei, Myrrhe, Rose, Weihrauch.

Gefäßerweiternd: Knoblauch.

Gefäßverengend: Pfefferminze, Rosengeranie, Zypresse.

Gehirnwirksam (regt den Verstand an und klärt die Gedanken): Basilikum, Kardamom, Majoran, Pfefferminze, Rosenholz, Rosmarin, Ysop.

Genesungsfördernd: Basilikum, Kiefer, Lavendel, Limette, Majoran, Spearmint, Zypresse.

Gewebeverhärtung (aufgrund chronischer Entzündung) verhindernd: Knoblauch, Zitrone.

Gift neutralisierend: Basilikum, Thymian.

Harntreibend (unterstützt die Harnausscheidung): Angelika, Benzoe, Birke, Eukalyptus, Fenchel, Galbanum, Guajakholz, Kamille, Karottensamen, Kiefer, Knoblauch, Lavendel, Lemongrass, Lindenblüte, Lorbeer, Patchouli, Petersilie, Rose,

Rosengeranie, Rosmarin, Salbei, Sandelholz, Schafgarbe, schwarzer Pfeffer, Sellerie, Terebinthe, Veilchen, Wacholder, Ysop, Zeder, Zitrone, Zypresse.

Hautrötend (wärmend, verbessert die Durchblutung): Eukalyptus, Ingwer, Kampfer, Kiefer, Origano, Piment, schwarzer Pfeffer, Terebinthe, Wacholder.

Herzstärkend: Anis, Benzoe, Bergamotte, Kampfer, Kümmel, Lavendel, Majoran, Melisse, Muskat, Neroli, Pfefferminze, Rosmarin, schwarzer Pfeffer, Teebaum, Thymian, Ysop, Zimt.

Hustenlindernd: Ingwer, Lindenblüte, Origano, Sandelholz, Thymian, Ysop.

Insektizid (vertreibt Insekten): Anissamen, Bergamotte, Birke, Citronella, Eukalyptus, Fenchel, Gewürznelke, Kajeput, Kiefer, Knoblauch, Kümmel, Lemongrass, Litsea cubeba, Lorbeer, Myrte, Niaouli, Origano, Patchouli, Rosengeranie, Speiklavendel, Tagetes, Teebaum, Terebinthe, Thymian, Wacholder, Zeder, Zimt, Zitrone, Zypresse.

Juckreiz lindernd: Kamille, Spearmint, Terebinthe, Teebaum, Zitrone.

Kräftigend (verbessert die körperliche Leistungsfähigkeit): Basilikum, Bergamotte, Grapefruit, Ingwer, Kardamom, Karottensamen, Kiefer, Knoblauch, Lemongrass, Limette, Majoran, Mandarine, Melisse, Muskat, Muskatellersalbei, Myrrhe, Neroli, Orange, Origano, Patchouli, Petersilie, Piment, Rose, Rosengeranie, Rosenholz, Rosmarin, Salbei, Sandelholz, Schafgarbe, schwarzer Pfeffer, Tangerine, Thymian, Verbene, Vetiver, Wacholder, Weihrauch, Ysop, Zitrone.

Krampflösend: Angelika, Anis, Basilikum, Bergamotte, Dill, Eukalyptus, Fenchel, Gewürznelke, Ingwer, Jasmin, Kajeput,

Kamille, Kampfer, Kardamom, Koriander, Kümmel, Lavendel, Lindenblüte, Lorbeer, Majoran, Mandarine, Muskat, Muskatellersalbei, Neroli, Orange, Origano, Petersilie, Petitgrain, Pfefferminze, Rose, Rosmarin, Salbei, Sandelholz, Schafgarbe, schwarzer Pfeffer, Spearmint, Tagetes, Tangerine, Terebinthe, Thymian, Verbene, Wacholder, Ysop.

Leberstärkend (regt Leber und Gallenblase an und unterstützt deren Funktion): Angelika, Grapefruit, Immortelle, Kamille, Karottensamen, Lorbeer, Origano, Pfefferminze, Rose, Rosmarin, Salbei, Santolina, Veilchen, Verbene, Zitrone, Zypresse.

Magenwirksam (lindert Magenbeschwerden): Angelika, Anissamen, Basilikum, Bergamotte, Dill, Estragon, Fenchel, Gewürznelke, Ingwer, Kamille, Kardamom, Koriander, Lorbeer, Muskat, Muskatellersalbei, Myrrhe, Orange, Origano, Pfefferminze, Piment, Rose, Rosmarin, Santolina, schwarzer Pfeffer, Sternanis, Tangerine, Verbene, Wacholder, Ysop, Zimt, Zitrone.

Magensäure neutralisierend (bekämpft Säure im Körper): Zitrone.

Menstruationsfördernd: Angelika, Basilikum, Estragon, Fenchel, Galbanum, Jasmin, Kamille, Karottensamen, Kreuzkümmel, Kümmel, Lavendel, Lorbeer, Majoran, Muskatellersalbei, Muskat, Myrrhe, Origano, Petersilie, Peffermize, Rose, Rosmarin, Salbei, Santolina, Thymian, Wacholder, Ysop, Zimt.

Milchbildung stoppend: Pfefferminze, Salbei.

Milchtreibend (fördert den Milchfluß bei stillenden Müttern): Anis, Basilikum, Dill, Fenchel, Jasmin, Kümmel, Litsea cubeba, Lemongrass.

Milzstärkend: Angelika, Fenchel, Gewürznelke, Immortelle, Kamille, Lavendel, Origano, Rose.

Nervenschmerzen lindernd: Gewürznelke, Lorbeer, Kajeput, Zitrone.

Nervenstärkend: Basilikum, Kamille, Lavendel, Lindenblüte, Majoran, Melisse, Muskatellersalbei, Pfefferminze, Rosmarin, Sandelholz, Vetiver, Wacholder, Ysop.

Parasitizid (beseitigt pflanzliche Organismen, die auf anderen Organismen leben): Anis, Citronella, Eukalyptus, Gewürznelke, Knoblauch, Kreuzkümmel, Kümmel, Lemongrass, Myrte, Origano, Pfefferminze, Rosmarin, Terebinthe, Thymian, Zimt, Zitrone.

Schleimlösend: Eukalyptus, Kajeput, Kiefer, Knoblauch, Lavendel, Lindenblüte, Niaouli, Pfefferminze, Speiklavendel.

Schmerzbetäubend (Verlust des Empfindungsvermögens): Gewürznelke, Pfefferminze, Zimt.

Schmerzlindernd: Basilikum, Bergamotte, Birke, Eukalyptus, Galbanum, Gewürznelke, Ingwer, Kajeput, Kamille, Kampfer, Koriander, Lavandin, Lavendel, Lorbeer, Majoran, Muskat, Niaouli, Origano, Pfefferminze, Piment, Rosengeranie, Rosmarin, schwarzer Pfeffer, Terebinthe.

Schweißtreibend: Angelika, Basilikum, Dill, Fenchel, Ingwer, Kajeput, Kamille, Kampfer, Kiefer, Knoblauch, Lavendel, Melisse, Myrrhe, Pfefferminze, Rosmarin, Teebaum, Wacholder, Ysop.

Schwellungen reduzierend (beseitigt Furunkel und Schwellungen): Fenchel, Galbanum, Grapefruit, Knoblauch, Rosmarin.

Schwitzen stoppend: Muskatellersalbei, Salbei, Zypresse.

Skorbut vorbeugend: Balsamtanne, Ingwer, Limette, Zitrone.

Speichelfluß fördernd: Kardamom, Zimt.

Verdauungsfördernd: Anissamen, Basilikum, Bergamotte, Dill, Estragon, Kamille, Kardamom, Kreuzkümmel, Kümmel, Lemongrass, Majoran, Mandarine, Melisse, Muskatellersalbei, Neroli, Orange, Petersilie, Rosmarin, schwarzer Pfeffer, Verbene.

Vernarbungsfördernd (unterstützt die Bildung von Narbengewebe): Bergamotte, Eukalyptus, Gewürznelke, Kajeput, Kamille, Knoblauch, Lavandin, Lavendel, Niaouli, Patchouli, Rosengeranie, Rosmarin, Salbei, Teebaum, Terebinthe, Wacholder, Weihrauch, Ysop, Zitrone, Zypresse.

Verwesungsprozesse verzögernd (verzögert die Zersetzung von tierischen und pflanzlichen Stoffen): Thymian, Zimt.

Vorbeugend: Knoblauch, Lemongrass, Ysop.

Warzenbekämpfend: Knoblauch, Santolina, Zimt, Zitrone.

Wundheilend (verhindert die Degeneration von Gewebe und stillt Blutungen aus Wunden): Benzoe, Bergamotte, Elemi, Estragon, Eukalyptus, Galbanum, Kamille, Kampfer, Lavandin, Lavendel, Majoran, Myrrhe, Niaouli, Origano, Rosengeranie, Rosmarin, Santolina, Wacholder, Weihrauch, Ysop.

Wurmtreibend: Basilikum, Bergamotte, Estragon, Eukalyptus, Fenchel, Gewürznelke, Kajeput, Kamille, Kampfer, Karottensamen, Knoblauch, Kümmel, Niaouli, Pfefferminze, Santolina, Terebinthe, Thymian, Ysop, Zimt, Zitrone.

Zahnschmerzen lindernd: Kajeput, Zimt, Gewürznelke, Muskat, Pfefferminze, Piment.

Zellerneuernd (fördert das Wachstum von Hautzellen): Immortelle, Karottensamen, Lavendel, Mandarine, Neroli, Palmarosa, Rose, Rosengeranie, Tagetes, Tangerine, Weihrauch.

Mischungen

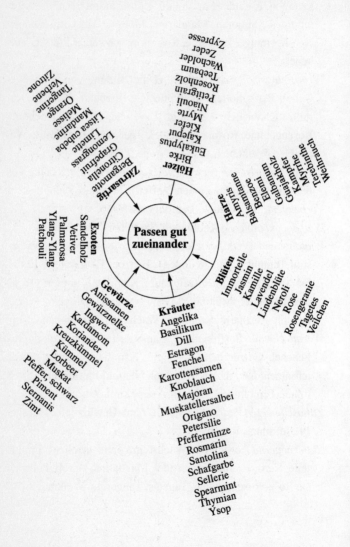

Ätherische Öle und Hauttyp

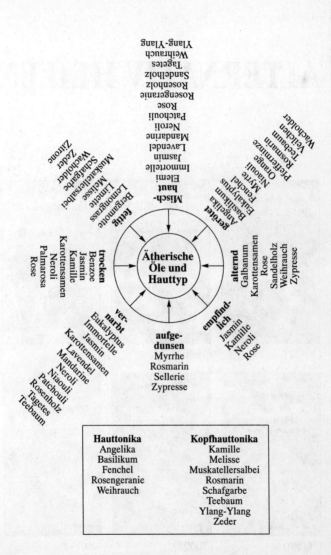

Hauttonika	**Kopfhauttonika**
Angelika	Kamille
Basilikum	Melisse
Fenchel	Muskatellersalbei
Rosengeranie	Rosmarin
Weihrauch	Schafgarbe
	Teebaum
	Ylang-Ylang
	Zeder

Knaur

ALTERNATIV HEILEN

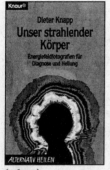
(76127)

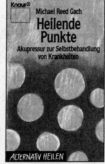
(76002)

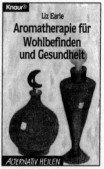
(76131)

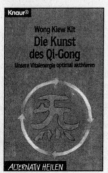
(76080)

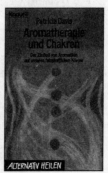
(76008)

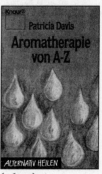
(76015)